MÉDECINE

NAUTIQUE.

MÉMOIRE

SUR

LES CAUSES DES MALADIES DES MARINS,

ET SUR LES SOINS À PRENDRE POUR CONSERVER LEUR SANTÉ DANS LES PORTS ET À LA MER;

Par P. F. KÉRAUDREN,

Médecin en chef des armées navales, Inspecteur général du service de santé de la Marine, Membre du Conseil supérieur de santé du royaume, Chevalier de Saint-Michel, Officier de l'Ordre royal de la Légion d'honneur, Membre titulaire de l'Académie royale de médecine de Paris, de celle de Madrid, de la Société impériale des naturalistes de Moscou, de la Société d'émulation de Bologne, de la Société de médecine de Louvain, de la Société médicale d'émulation de Paris, et des Sociétés médicales, littéraires et scientifiques d'Orléans, Marseille, Toulon et Rochefort.

SECONDE ÉDITION.

Nequicquam Deus abscidit
Prudens Oceano dissociabili
Terras, &c. HORACE.

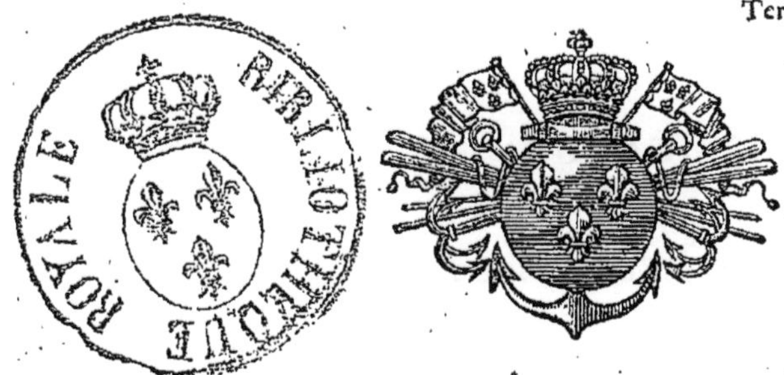

A PARIS,

DE L'IMPRIMERIE ROYALE.

1824.

A SON EXCELLENCE

M. le Mis DE CLERMONT-TONNERRE,

PAIR DE FRANCE, LIEUTENANT GÉNÉRAL DES ARMÉES, CHEVALIER DE L'ORDRE ROYAL ET MILITAIRE DE SAINT-LOUIS, GRAND-OFFICIER DE LA LÉGION D'HONNEUR, MINISTRE ET SECRÉTAIRE D'ÉTAT AYANT LE DÉPARTEMENT DE LA MARINE ET DES COLONIES.

MONSEIGNEUR,

J'AI retracé dans cet essai des vues et des pratiques propres à conserver la santé des marins sur les vaisseaux du Roi. Ce Mémoire a paru de quelque utilité, et VOTRE EXCELLENCE a bien voulu en ordonner la réimpression. J'ai cherché, en le retouchant, à le rendre plus digne de votre approbation, qui sera toujours pour moi la plus flatteuse des récompenses.

Je suis avec respect,

MONSEIGNEUR,

De Votre Excellence,

Le très-humble et très-obéissant serviteur,
KÉRAUDREN.

Paris, 12 Janvier 1824.

MÉMOIRE

SUR

LES CAUSES DES MALADIES DES MARINS,

ET SUR LES SOINS À PRENDRE POUR CONSERVER LEUR SANTÉ DANS LES PORTS ET À LA MER.

Le but de la médecine est autant de prévenir les maladies que de les guérir : sous ce double rapport, elle se divise en deux parties, la prophylactique et la thérapeutique. La première, ou l'hygiène, a fixé de bonne heure l'attention des anciens législateurs. Les lois de Moïse sont en partie fondées sur la diététique, et semblent avoir directement pour objet la conservation de la santé. Qui pourrait, en effet, méconnaître le pouvoir de l'hygiène ? Combien de fois n'a-t-elle pas suspendu le cours des maladies qui s'annonçaient comme inévitablement funestes ! Les procédés qu'elle indique sont, dans bien des cas, et principalement sur les vaisseaux, préférables aux préparations les plus vantées de la pharmacie. Ce n'est pas seulement à leur habileté, mais encore aux soins qu'ils ont pris de la santé de leurs équipages, que les plus célèbres navigateurs ont dû leurs succès et leur gloire. Je diviserai cet essai en trois sections, dans lesquelles je m'occuperai, 1.° des dispositions propres à maintenir la salubrité sur les vaisseaux; 2.° de l'état physique et moral de l'homme à la mer; 3.° de la santé des marins dans leur navigation près des côtes et dans les relâches (1).

SECTION I.re

Des Dispositions propres à maintenir la salubrité sur les Vaisseaux.

L'homme sur mer n'est pas seulement exposé aux intempéries et aux vicissitudes atmosphériques; l'air de l'intérieur des vaisseaux peut lui être encore plus funeste. C'est à son altération qu'on doit spécialement attribuer l'explosion meurtrière de la fièvre dite de vaisseau ou typhus naval, tandis que les autres maladies, trop souvent épidémiques parmi les équipages, le scorbut, la dysenterie, &c., dépendent sur-tout de la succession, de la durée et de

(1) M. Jurien, conseiller d'état, a le premier reconnu l'utilité de réunir dans un petit volume quelques préceptes applicables à la salubrité des vaisseaux : je voudrais avoir atteint ce but important.

l'intensité de certaines qualités physiques de l'atmosphère. Le défaut de circulation et du renouvellement de l'air dans la cale, le faux-pont, et même dans la première batterie, les émanations que fournissent les différentes matières qui constituent les approvisionnemens maritimes, l'altération de l'eau dans les pièces, la décomposition de celle qui se rassemble au fond de la cale, les gaz fétides et délétères qui s'en élèvent, la fermentation des substances animales et végétales qui composent les vivres des équipages, les exhalaisons de tant d'êtres réunis dans un si petit espace, telles sont les causes qui tendent constamment à vicier l'air de l'intérieur des vaisseaux.

De tous les moyens propres à prévenir les effets pernicieux de l'air chargé de principes hétérogènes et délétères, il n'en est pas de plus immédiat que son renouvellement. Il reste peu de chose à desirer sous ce rapport lorsque le temps permet d'ouvrir les sabords et les écoutilles; mais, lorsque l'agitation des flots ou la trop grande humidité de l'atmosphère oblige de tenir toutes les ouvertures fermées, l'air ne peut plus se renouveler, et l'équipage est alors menacé des plus cruelles maladies. Les cloisons pleines ne pouvant que s'opposer à la circulation de l'air dans l'intérieur du vaisseau, il serait très-avantageux d'y multiplier, autant que possible, les jours et les ouvertures. Ainsi l'on construirait de préférence à claire-voie les soutes qui en seraient susceptibles : néanmoins celles qui contiennent les vivres, doivent être assez exactement fermées pour empêcher les rats de s'y introduire. Ne pourrait-on pas encore pratiquer dans l'entre-pont des écoutilles latérales pour tenir lieu de soupiraux ! ce seraient les ventouses les plus propres à livrer passage aux exhalaisons et aux vapeurs qui remplissent la cale et le faux-pont, où elles seraient immédiatement remplacées par un air plus frais et plus pur, qui y pénétrerait par les écoutilles principales.

On a imaginé plusieurs machines pour renouveler l'air dans l'intérieur des vaisseaux ; on emploie à cet effet les manches à vent, les ventilateurs et l'action raréfiante du feu. Les trompes ou manches à vent sont des espèces d'entonnoirs en toile, dont l'ouverture supérieure est exposée au vent, et que l'on fait descendre dans la cale. Leur effet est très-avantageux sans être embarrassant ; cependant elles ne seraient que nuisibles dans les temps humides : on ne peut s'en servir lorsque le vent souffle avec trop de force, et elles sont tout-à-fait inutiles pendant le calme. On pourrait alors allumer du feu à leur embouchure, pour y déterminer un courant d'air; et pour obtenir plus sûrement cet effet, l'écoutille serait fermée au moyen d'une toile goudronnée ou prélart, de manière à permettre seulement le passage de la manche à vent. Les trompes doivent avoir assez de longueur pour qu'on puisse en porter les extrémités dans les soutes et dans tous les lieux profonds : le cours de l'air qui les traverse est quelquefois si rapide, que l'on doit éviter de se trouver dans sa direction.

Je ne m'arrêterai pas à décrire ici les ventilateurs proprement dits; je dois pourtant observer que s'ils offrent des avantages sur les vaisseaux, ils présentent aussi plusieurs inconvéniens. L'encombrement qu'ils occasionnent empêche d'en embarquer en temps de guerre. Il faut, pour les mettre en action, au moins deux hommes, que l'on est bientôt obligé de remplacer; et comme cette nécessité ne tarde pas à se renouveler, on ne continue pas assez long-temps cette opération, et l'on finit par y renoncer. Les ventilateurs que j'ai vu employer avaient de longs tuyaux montés en fils de fer et recouverts en peau. Cette dernière substance absorbe promptement l'eau répandue dans l'air, et s'en sature au point d'être bientôt elle-même une source constante d'humidité : elle est d'ailleurs trop exposée à être rongée par les rats; et c'est pour cela sans doute qu'elle n'entre pas dans la construction du ventilateur de Hales, quoique, sous d'autres rapports, il ne soit pas non plus inaccessible aux atteintes de ces animaux destructeurs. On reproche encore aux ventilateurs de n'agir que sur la couche moyenne de l'atmosphère, et ainsi de ne déplacer que l'air pur, et nullement le gaz acide carbonique qui occupe les parties les plus basses. Au reste, les ventilateurs sont des instrumens qui se brisent ou éprouvent facilement, à bord, d'autres altérations; et il arrive souvent qu'on ne peut plus en faire usage même dès le commencement d'une campagne.

Le feu, en raréfiant l'air dans un point, diminue sa résistance, et oblige par conséquent les couches voisines à s'y porter. C'est ainsi que, de proche en proche, l'atmosphère est mise en mouvement dans une assez grande étendue. Tel est le principe d'après lequel Duhamel, en France, et Samuel Sutton, en Angleterre, imaginèrent en même temps de pomper l'air vicié de la cale et du faux-pont au moyen d'un tuyau qui, par son autre extrémité, aboutissait à la cuisine du vaisseau. La méthode de Duhamel ne différait de celle de Sutton, qu'en ce qu'au lieu d'adapter son tuyau aspirateur au foyer même de la cuisine, il crut qu'il suffisait de le faire communiquer avec un réservoir dans lequel l'air serait très-raréfié par la chaleur du feu. Il se borna donc à profiter d'un intervalle ménagé entre la cuisine des officiers et celle de l'équipage ; mais il convient que l'air n'était que faiblement attiré dans le tuyau, et conseille lui-même de suivre, de préférence, l'installation proposée par Sutton, qui ne paraît pas non plus avoir joui d'une longue faveur. Marchant sur les traces de Duhamel et de Sutton, M. Forfait, alors ingénieur des constructions navales, et qui depuis a eu le département de la marine, a proposé, dans la même intention, une sorte de poêle en potin ou en fer fondu, de figure piriforme, dans l'intérieur duquel on allume un feu de bois ou de charbon de terre assez ardent pour attirer l'air extérieur par deux tuyaux qui s'ouvrent près du foyer, tandis que la fumée s'échappe par un autre tuyau vertical. Cependant l'auteur ne dissimule pas que l'effet instantané de cet instrument ne soit bien inférieur à celui produit par les ventilateurs à soufflet, particulièrement par celui de Hales. En vain il présenta une chandelle allumée à l'orifice d'un des tuyaux ; la flamme fut fort agitée, mais elle ne fut pas éteinte. Ces résultats l'étonnèrent d'autant plus, qu'ils ne pouvaient s'accorder avec les éloges prodigués au procédé de Sutton. On trouvera la description du ventilateur à feu dans le Dictionnaire de marine de l'Encyclopédie méthodique, et la gravure dans le volume des planches.

Le principe de physique d'après lequel on a entrepris ces derniers essais, est si incontestable, qu'on vient d'en tenter encore une fois l'application. Le docteur Wuettig a fait connaître en 1809 un autre appareil pour purifier l'air dans les hôpitaux, les vaisseaux, les mines, &c. *(Annales de médecine politique de Kopp, 2.ᵉ vol.)* C'est un fourneau en tôle, dans lequel on place un ballon de cuivre laminé, d'où partent deux tuyaux aspirateurs et une douille d'évacuation. Lorsqu'on allume le feu, la douille commence à souffler; et son souffle est d'autant plus fort, que le ballon est plus échauffé, et que la température de l'air qu'il contient est supérieure à celle de l'air extérieur, ou que la différence de leur densité est plus considérable. En allumant ce fourneau pendant une heure ou deux, on peut deux fois par jour renouveler l'air dans un espace de 300 à 400 toises cubiques. S'agit-il d'employer ce procédé sur un vaisseau, on place l'appareil dans la cuisine: les tuyaux aspirateurs, dont la longueur peut être de 4 à 6 toises, doivent être dirigés dans les étages inférieurs ; la douille sera conduite à côté de la cheminée jusque sur le pont. Si l'on trouvait quelque inconvénient à faire passer les tuyaux d'aspiration à travers les ponts, comme on l'a pourtant pratiqué d'après Duhamel et Sutton, on pourrait placer le fourneau dans la première batterie, au-dessus même des écoutilles, soit sur l'avant, soit sur l'arrière : cela s'exécuterait par-tout facilement, en ne laissant que l'écoutillon ouvert, et tenant le grand panneau fermé lorsqu'il serait nécessaire. Dans cette position, les tuyaux aspirateurs descendraient verticalement dans le faux-pont et la cale, tandis que l'expirateur ou la douille d'évacuation monterait en même temps par l'écoutille supérieure. Sur les vaisseaux de 74 à 80 pièces de canon, dont l'air de la cale exige souvent d'être renouvelé, il ne faudra qu'un feu de deux heures pour obtenir cet effet. Dans l'intervalle de ces opérations, l'appareil serait placé dans une soute.

Le fourneau ventilateur (1) paraît devoir rem-

---

(1) Cet appareil a d'abord été mis en expérience sur le vaisseau *le Colosse*, sur lequel M. le contre-amiral baron Hamelin avait son pavillon, et cet officier général en a rendu à son Excellence le ministre de la marine et des colonies un compte très-favorable. D'autres essais ont ensuite donné lieu à quelques objections. *On a dit que les tuyaux aspirateurs n'étaient pas assez longs* ; il faut leur donner la longueur nécessaire. *On a pensé aussi qu'il faudrait prolonger la*

plir enfin le but qu'on se propose depuis long-temps; il a sur les ventilateurs à soufflet de très-grands avantages. La solidité de la matière dont il est construit rend sa dégradation plus difficile, et le met en état de servir au moins pendant la durée d'une campagne; il agit par lui-même, et

---

douille jusqu'au-dessus du pont supérieur : cela est inutile, parce que l'air qui en sort a trop de vîtesse pour rester dans la batterie et qu'il s'échappe nécessairement par les écoutilles. *Cet appareil*, a-t-on ajouté, *ne pourrait être placé par-tout sans percer les ponts ;* mais ce n'est pas le fourneau qu'il importe de déplacer, il suffit que les tuyaux aspirateurs soient portés où il est convenable. On a dit encore : *Quoique la douille soufflât avec assez de force, la flamme d'une chandelle portée à l'orifice des tuyaux aspirateurs était peu agitée.* L'effet réel de cette opération consiste bien évidemment dans la quantité d'air qui s'échappe par la douille d'évacuation ; or, d'où vient cet air, si ce n'est de l'intérieur des conduits qui le puisent eux-mêmes dans la cale et dans les lieux où ils aboutissent ? Enfin on a presque été jusqu'à vouloir faire une objection contre cet instrument, d'une circonstance qui offre un avantage de plus, en augmentant sensiblement son action. Il n'est pas étonnant que la combustion attirât fortement l'air dans l'intérieur du fourneau et qu'il y pénétrât avec bruit. Mais que conclure de là, sinon que ce sont deux appareils en un seul, et que chacun d'eux agit d'après le même principe ? Ainsi, tandis que l'air de la cale, par exemple, sera porté au dehors, en traversant les tuyaux, le globe et la douille, celui des batteries se dirigera vers le brasier pour s'échapper bientôt par la cheminée ; et, de cette manière, il s'opérera un double renouvellement dans l'atmosphère intérieure du navire. En effet, personne n'ignore que les foyers et les cheminées sont de très-simples et de très-bons ventilateurs, comme il est démontré par ce que j'ai dit précédemment de l'action du feu pour le renouvellement de l'air. *Voyez*, à la fin de ce Mémoire, la lettre de M. le capitaine de vaisseau Fleuriau.

n'exige pas de bras pour être mis en mouvement. Son effet continu doit être plus considérable que celui des autres ventilateurs, dont l'action n'est pas également soutenue, et dont le jeu éprouve toujours quelque interruption. A défaut d'un appareil préparé d'avance, on peut encore employer le feu pour mettre l'air en mouvement et sécher l'intérieur du vaisseau ; il suffit, pour cela, de placer près des écoutilles du faux-pont ou de l'entre-pont, des bailles ou portions de tonneau garnies en tôle ou maçonnées en brique intérieurement, et dans lesquelles on fait brûler du bois facile à enflammer. Ces réchauds purificateurs portent sur des roulettes, ou on les place sur des traîneaux pour les transporter plus facilement d'un endroit à un autre.

Il est vrai que les esprits timides ont paru craindre que cette opération ne rendît l'air plus malsain en le privant de son oxigène, ou en y répandant une grande quantité de gaz acide carbonique. On sait néanmoins que, le feu attirant toujours à lui l'air nécessaire à la combustion, une nouvelle quantité succède sans cesse à la première, comme il arrive dans nos appartemens, et qu'ainsi l'épuisement de l'oxigène ne peut avoir lieu que dans un espace très-exactement fermé. D'un autre côté, il ne s'agit pas ici de charbons embrasés, trop capables en effet de produire la vapeur la plus suffocante, mais de la simple inflammation d'un bois léger, qui s'incinère plutôt que de laisser aucun résidu charbonneux, et dont l'embrasement ne fournit que des vapeurs fuligineuses, qui ne peuvent exercer aucune influence nuisible sur la santé de l'homme, ni par leur qualité, ni par leur quantité, et parce qu'elles s'échappent presque aussitôt par les écoutilles. Au reste, rien n'est plus décisif que l'expérience; et toutes les fois qu'on y a eu recours, l'air était ensuite plus pur, plus frais, et les marins respiraient avec plus d'aisance qu'auparavant. Voici ce qu'écrivait lui-même, à ce sujet, le capitaine Cook, dans son second Voyage, *tome IV, pages 214 et 215* : « Je n'avais pas moins d'attention » à faire nettoyer le vaisseau et à le faire sécher » entre les ponts : une ou deux fois la semaine, » *on l'aérait avec des feux :* souvent, d'ailleurs, on » descendait du feu dans un pot de fer au fond du » puits; ce feu servait beaucoup à purifier l'air des » parties basses du bâtiment. »

On voit que les physiciens qui se sont occupés des moyens de renouveler l'air dans l'intérieur des vaisseaux, ont toujours employé le feu pour lui imprimer un mouvement, un courant plus ou moins rapide, à part les instrumens mécaniques, tels que les ventilateurs à soufflet dont j'ai parlé précédemment. Cependant, en 1772, M. Boux, capitaine des vaisseaux du Roi, avait proposé de pratiquer sur l'avant des navires, des ouvertures auxquelles il adaptait des tuyaux qui descendaient jusque dans la cale, persuadé que l'air s'y introduirait avec la vîtesse du bâtiment. On assure que ce projet a été mis à exécution et qu'il a produit un bon effet. Pourquoi donc n'a-t-on pas continué de le mettre en pratique ? Les difficultés de la construction seraient plus que compensées par les avantages que l'on croit pouvoir en résulter. Mais, d'abord, le principe posé par M. le capitaine Boux est-il décidément admissible? est-il vrai que le vaisseau, en divisant l'air, le forcerait à pénétrer dans son intérieur ? Il me semble qu'un bâtiment à la voile suit plus ou moins exactement la direction du vent qui le pousse, et que ce souffle vient toujours de l'arrière plus ou moins obliquement ; ce qui n'est guère favorable à l'introduction de l'air dans les tuyaux de M. Boux. Leur effet, au contraire, serait incontestable, s'il était possible que la progression du vaisseau eût lieu dans une direction opposée à celle du vent ; mais comme il faut, au contraire, qu'il obéisse à l'impulsion de ce moteur qui n'est que l'air lui-même en mouvement, ce ne sont pas les ouvertures de l'avant qui favoriseront de préférence l'introduction de ce fluide, mais plutôt celles qui sont placées de l'arrière. Voilà comment les sabords de la *sainte-barbe*, dont on ouvre en même temps les portes, sont en effet d'excellens ventilateurs, dont on ne tire pas assez parti sur les vaisseaux du Roi. Quel sera donc le volume d'air qui pénétrera dans les tuyaux de M. Boux, si aucun autre agent ne détermine son introduction ? Quelles seront les dimensions de ces ouvertures ? Ici l'espace est à ménager; et si l'on n'y prenait garde, elles pourraient laisser entrer plus d'eau que d'air dans le vaisseau.

Le gaz acide carbonique est un des produits de la respiration et de l'excrétion cutanée; on ne saurait par conséquent douter qu'il ne se trouve en proportion d'autant plus considérable dans le faux-pont, que cette partie du vaisseau sera habitée par un plus grand nombre de personnes. C'est à la présence de ce gaz qu'on doit en partie attribuer le peu de clarté que répandent les lumières dans ces endroits profonds. Il forme promptement sur l'eau de chaux cette croûte blanche qui n'est qu'un carbonate calcaire, indice certain de l'existence du gaz acide carbonique dans l'air ambiant. Ce phénomène a fait naître l'idée d'embarquer une certaine quantité de chaux, que l'on ferait dissoudre dans des vases à larges surfaces, pour absorber, autant que possible, le gaz acide carbonique contenu dans la cale et le faux-pont. La précaution de blanchir ces parties du vaisseau à la chaux est donc très-nécessaire; et il serait à desirer que cette opération, qui se pratique à l'armement, pût être plus souvent renouvelée. Entraîné par sa pesanteur spécifique, ce gaz forme la couche inférieure de l'atmosphère; il circule difficilement, adhère aux parois du bâtiment, et en occupe tous les angles et les recoins. Le renouvellement de l'air par le fourneau ventilateur doit au moins atténuer ses mauvais effets; et je crois que, dans certains cas, l'action de la manche à vent ne doit pas être moins efficace. Le courant d'air qui la traverse jouit souvent d'une force impulsive qui me paraît suffisante, sinon pour déplacer entièrement le gaz acide carbonique, au moins pour le diviser, l'étendre, et amortir sa pernicieuse influence. On ne doit donc pas négliger de diriger l'embouchure de la trompe de manière à profiter d'un si grand avantage; c'est en quelque sorte arroser d'air les endroits du bâtiment où il devient chaque jour plus délétère, comme l'eau qui croupit dans un marais.

On pourrait tirer un parti très-avantageux de

la cuisine pour la salubrité des vaisseaux. Il paraîtrait qu'elle n'a pas toujours été située, comme aujourd'hui, sous le gaillard d'avant : sur les vaisseaux hollandais, elle est encore dans la batterie basse. La crainte des incendies est sans doute le motif qui s'oppose au placement de la cuisine dans l'intérieur des bâtimens ; mais ces accidens sont peut-être encore plus rares sur les vaisseaux hollandais que sur ceux qui ont leur cuisine sous le gaillard. Cependant le capitaine Cook accorde de grands avantages aux cuisines placées dans l'entre-pont : elles doivent, en effet, favoriser la circulation et le renouvellement de l'air, dissiper l'humidité et entretenir la sécheresse dans le navire. Le docteur Lind est aussi de cette opinion : loin d'attribuer aucun inconvénient à la fumée qui, des cuisines, pourrait se répandre dans toutes les parties du vaisseau, il la regarde comme un parfum très-salutaire et capable de s'opposer au développement et aux progrès de la contagion. Quelque désagréable que soit la fumée épaisse et noire qui sort du four lorsqu'on l'allume, nous croyons nous-mêmes qu'elle n'a rien que de salubre. La cuisine située dans l'intérieur du bâtiment serait plus près du centre de gravité ; et il ne serait pas impossible, même sur les petits navires, de cuire les vivres de l'équipage lorsque le gros temps ne permet pas de le faire sur le gaillard d'avant, cette extrémité du vaisseau éprouvant alors de très-fortes oscillations. Il est vraiment déplorable de voir l'énorme quantité de calorique que fournissent les cuisines, se dissiper en pure perte et sans aucun fruit pour les marins qui viennent d'être exposés à la pluie et au froid (1).

Ces considérations font naturellement concevoir l'idée de constater, par de nouveaux essais, quels seraient les avantages ou les inconvéniens des cuisines situées dans le faux-pont des vaisseaux (2). On pourrait ne faire qu'une seule construction, un seul tout du four et de la cuisine, pour ménager l'espace; il serait facile d'y établir en même temps des tuyaux pour aspirer l'air de la cale, et même le fourneau ventilateur dont il a été

(1) Je faisais cette réflexion dans la première édition de ce Mémoire; et, dans leurs dernières expéditions au pôle, les Anglais ont eu soin de placer des tuyaux de cuivre entre les ponts de leurs vaisseaux, pour y répandre la chaleur provenant de la cuisson des alimens.

(2) Depuis la première édition de ce Mémoire, ce conseil a été mis à exécution sur plusieurs des vaisseaux du Roi. Voici ce que M. le vice-amiral comte Burgues-Missiessy, commandant de la marine à Toulon, m'a fait l'honneur de m'écrire à ce sujet: « Vos vues sur » l'installation des cuisines et du four n'ont jamais cessé d'être les » miennes. Sans parler de ce que cette installation serait favorable à » la stabilité, son immense avantage, relativement à la santé des

fait mention. Un alambic propre à la distillation de l'eau de mer pourrait être aussi adapté d'une manière fixe à cette cuisine, particulièrement sur les vaisseaux destinés à des campagnes de long cours et à des voyages de découvertes. Par suite de mon article *Eau marine*, du Dictionnaire des sciences médicales, il a été fait des expériences, dans les ports, sur la distillation et l'usage de l'eau de mer en boisson et pour la préparation des alimens : j'ai rendu compte de ces expériences dans le Moniteur du 29 décembre 1817, et elles ont donné en Angleterre l'idée d'exécuter, à cet effet, un appareil distillatoire propre aux bâtimens de la compagnie des Indes. Voyez les *Annales maritimes*, année 1819, page 83. Quant à la crainte des incendies que pourrait susciter le nouveau projet d'installation des cuisines, les lumières et

---

» marins, serait de sécher et d'assainir, plus que tout autre moyen, » les parties inférieures du bâtiment où l'humidité est si constante et si » pernicieuse, et d'offrir aux marins engourdis par le froid ou qui » viennent d'être exposés à la pluie, la facilité de se réchauffer. C'est » par des essais faits dans cette vue qu'ont été placées dans le faux-pont » les cuisines des vaisseaux *le Trident* et *le Scipion*, nouvellement » armés, et des frégates *la Guerrière*, *la Médée* et *la Thétis*. La cor- » vette *la Coquille*, qui fait actuellement un voyage de circumnavi- » gation, les a installées de cette manière ; et vous avez pu apprendre » que M. le lieutenant de vaisseau Duperrey, qui se loue de la santé » de son équipage, l'attribue, en grande partie, à cette position des » cuisines, quoique son faux-pont soit d'ailleurs fort bas. »

les talens de MM. les ingénieurs des constructions navales doivent rassurer pleinement les esprits sur ce point.

Il ne suffit pas d'entretenir la circulation et le renouvellement de l'air, il faut encore tarir la source des miasmes qui s'y répandent et lui impriment des qualités nuisibles. L'eau destinée à la boisson, qui s'échappe des tonneaux, celle des pluies, et l'eau de mer elle-même, qui filtre à travers les coutures du navire, se rassemblent à fond de cale : là, reposant sur la carène du vaisseau, elles dissolvent les parties extractives du bois, elles oxident le fer qui compose le lest et les boulets renfermés dans le puits ; enfin elles se putréfient avec les matières végétales et animales qui s'y trouvent mélangées. Alors elles fournissent des exhalaisons très-fétides et très-malfaisantes. Il se dégage une grande quantité de gaz hydrogène sulfuré [acide hydro-sulfurique], que l'on peut facilement distinguer par l'impression qu'il produit sur l'odorat, et dont l'action délétère peut faire éclore dans l'équipage les maladies les plus funestes.

Lorsque l'eau de la cale a été vidée au moyen des pompes, elle laisse à nu une boue noirâtre, dont la couleur est due à la présence de l'oxide, et sans doute aussi à celle du gallate de fer. Cette noirceur, dit Rouppe, n'étonnera pas ceux qui connaissent la préparation de l'encre, et qui savent en même temps que le bois de chêne et le fer sont les matières qui entrent pour la plus grande partie dans la construction des vaisseaux : *Qui novit quomodo paratur atramentum, simulque scit navem maxima ex parte ex ligno quercino et ferro conditam esse, nigredinem non admirabitur.* Il ne suffit donc pas de pomper fréquemment l'eau qui séjourne et se corrompt à fond de cale, il faut ensuite y introduire une nouvelle quantité d'eau marine pour laver et détremper le sédiment noirâtre qui y est déposé, et achever de le faire disparaître en continuant de pomper. On doit même commencer par faire entrer dans la cale, au moyen du robinet, une certaine quantité d'eau de mer, toutes les fois qu'on se dispose à faire agir les pompes, sur-tout lorsque le volume de l'eau rassemblée est peu considérable. Enfin, après avoir retiré de la cale l'eau et la vase qui s'y trouvaient, on ne doit pas laisser à sec les parties précédemment immergées, il faut encore les couvrir d'une nappe d'eau fraîche suffisante pour prévenir les émanations désagréables et nuisibles qui pourraient s'en exhaler. Duhamel avait bien raison de regretter que de son temps les robinets ne fussent pas encore établis sur les bâtimens français.

....

Je regarde en effet celui qui, le premier, a eu le courage d'ouvrir à la mer un passage dans l'intérieur d'un vaisseau, comme l'auteur d'une invention qui depuis a beaucoup contribué à la santé et à la conservation des marins.

On doit s'occuper de la salubrité des vaisseaux même avant de les construire. Il est deux manières de conserver dans les arsenaux maritimes les bois destinés à la construction : on en dispose les pièces par piles, ou on les tient simplement au fond de l'eau. La première méthode paraît préférable, sur-tout si l'on prend en même temps des précautions pour les défendre des injures de l'air et de l'ardeur du soleil. En cet état le bois se sèche et se conserve d'autant mieux qu'on aura ménagé, dans l'intérieur des piles, des intervalles propres à favoriser l'introduction et la circulation de l'air. Lorsque les pièces sont restées plus ou moins long-temps dans l'eau, on ne doit pas les mettre en œuvre aussitôt qu'on les en a retirées ; elles renfermeraient alors un germe d'humidité indestructible. On a plusieurs fois été forcé de regarder cette circonstance comme la seule cause des maladies qui avaient entraîné la perte presque entière des équipages ; et pour assainir les navires qui avaient été le théâtre de ces désastres, il a fallu les laver à plusieurs reprises avec de l'eau douce, et y allumer ensuite des feux pour les dessécher complétement. Si nos vaisseaux sont aujourd'hui moins insalubres, cet avantage est dû en partie à l'attention que l'on a, après avoir placé la membrure, de la laisser exposée à l'air avant d'y appliquer le bordage. Il serait, par la même raison, dangereux d'étendre de la peinture ou du goudron sur du bois encore humide.

La salubrité des vaisseaux dépend beaucoup des soins que l'on prend pour les nettoyer ; rien ne contribue plus que la malpropreté à rendre les habitations insalubres. Cependant l'habitude de répandre des torrens d'eau de mer dans l'intérieur des bâtimens ne peut être que pernicieuse : malgré la précaution de fauberter ensuite le tillac et de le frotter de sable, il ne sèche qu'avec la plus grande difficulté. L'eau marine dont les ponts sont pénétrés, y dépose des particules salines qui attirent l'humidité de l'air, dès que le temps devient brumeux ou pluvieux. Aussi se répand-elle par-tout : elle adhère à tous les objets ; les uns moisissent, les autres se liquéfient ; ceux-ci fermentent, ceux-là subissent un autre genre d'altération. On verra, dans la seconde section de ce Mémoire, combien l'humidité est nuisible à la santé des marins.

Il est encore des officiers qui tiennent si opiniâtrément à la routine funeste d'inonder chaque jour le vaisseau d'eau de mer, que je ne crois pas pouvoir me dispenser de citer ici l'opinion de quelques auteurs dont l'autorité doit être d'un grand poids sur cette matière. Le docteur Rouppe, dans son Traité des maladies des gens de mer, dit qu'au lieu de laver l'entre-pont, on doit préférer de le gratter à sec. Voici comment il s'exprime : *Et quoties primum purgatur tabulatum, madidatur; quod tamen melius esset ope radularum purgare, sicco manente tabulato.* Vancouver dit aussi, *tome I.er, pag. 30 et 31 :* « Ayant toujours regardé le feu comme le » moyen le plus efficace de renouveler et de puri» fier l'air à bord, il y en avait tous les matins dans » l'entre-pont et l'archipompe : on tenait les deux » gaillards aussi propres et aussi secs qu'il était pos» sible. Quelle que fût la chaleur de l'atmosphère, » et malgre le désagrément de la fumée et de la » chaleur que produisent ces feux, je crus que leur » continuité, et *le soin de ne pas laver trop souvent » l'intérieur du vaisseau*, étaient des précautions in» dispensables, et qu'il en résultait les effets les plus » salutaires pour la santé de l'équipage. » On sait que les espérances de ce navigateur célèbre n'ont pas été trompées. Ce qui suit est tiré des Voyages de Stavorinus, chef d'escadre dans la marine hollandaise, *tome I.er, pag. 10* : « Du moment que la » maladie s'était déclarée sur le vaisseau, j'avais employé tous les moyens possibles pour en arrêter » les progrès : pour cet effet, j'avais chargé mes officiers, quand je n'étais pas moi-même à bord, de » faire nettoyer et purifier les endroits où se trouvaient les malades, sans cependant y employer » de l'eau, parce que l'expérience m'avait appris, » pendant mes précédens voyages, que l'humidité » contribue beaucoup à vicier l'air dans les lieux » resserrés, par les exhalaisons qui en sont nécessairement la suite. » Ainsi les hommes les plus expérimentés en marine ont connu le danger de l'humidité sur les vaisseaux, et ils se sont occupés de prévenir et de détruire les causes qui pourraient la produire.

Il faut pourtant convenir que, par un temps sec, il n'y a pas plus d'inconvénient à laver le pont supérieur ou le pont proprement dit, que l'extérieur même du bâtiment. Il suffit d'humecter légèrement, avec des fauberts mouillés, le pont de la deuxième batterie des vaisseaux de ligne, et celui de la troisième sur les vaisseaux de premier rang. Les lessives alcalines, dont on ne peut méconnaître l'efficacité contre les matières infectantes, seraient très-propres à cet usage. J'ai déjà parlé de l'utilité de la chaux; et ce n'est pas sans raison qu'on attribue d'excellentes propriétés à la dissolution de potasse. L'acide sulfurique, mêlé à l'eau en suffisante quantité, a également été employé avec succès pour laver les planchers et les cloisons des lieux que l'on voulait désinfecter. Dans tous les cas, il est à desirer d'avoir pour véhicule de l'eau douce, au lieu de celle de la mer, pour nettoyer l'intérieur des vaisseaux. On doit se contenter de gratter, de balayer, de sabler et de fumiger le faux-pont et l'entre-pont, où règne ordinairement une trop grande humidité : on peut y faire aussi des aspersions avec le vinaigre simple ou camphré; ce qui doit être préféré à l'usage de le faire bouillir, ou de le verser sur une pelle ou un boulet rougi au feu.

Un motif très-plausible rend sans doute excusable l'abus que l'on fait des ablutions d'eau de mer pour nettoyer les vaisseaux : c'est le desir d'avoir moins souvent besoin de la gratte, qui use le plancher des ponts, arrache l'étoupe placée dans leurs rainures, et rend ainsi nécessaires des réparations plus fréquentes. Ce fait est incontestable, et j'ai vu plusieurs fois les matelots enlever du pont, en le grattant, des parcelles de bois et même des esquilles assez fortes; mais ne peut-on pas chercher un remède à ce mal, plutôt que de persister dans une pratique dont le danger n'est pas moins évident! Ceci prouve seulement que l'opération du grattage ne s'exécute pas avec les ménagemens convenables, et pourtant elle est surveillée par des officiers-mariniers. Il faut encore en accuser la forme vicieuse des grattes, qui sont tranchantes, ou que les matelots rendent telles en les passant sur la meule. On peut détacher des ponts les saletés qui les recouvrent, en les frottant avec des brosses rudes, après les avoir humectés légèrement : mais il serait mieux, je crois, de les nettoyer à sec; ce qui s'exécute en y répandant du sable et en traînant par-dessus un gros morceau de bois quadrangulaire surchargé d'une ou plusieurs gueuses. Cette manière de frotter le pont me paraît préférable à la brique, qui oblige les hommes à se mettre à genoux et à s'appuyer sur les mains. Dans cette position désagréable ils ne peuvent faire beaucoup d'efforts, et en se traînant sur les genoux ils salissent et usent leurs vêtemens. La qualité du sable qu'on doit employer à cet usage, n'est pas non plus indifférente. Il faudrait qu'il fût bien sec, qu'il provînt de l'eau douce, et non de celle de la mer, qui contient beaucoup de matières salines, dont j'ai déjà fait connaître les inconvéniens. Si le sable avait contracté de l'humidité à bord, il serait bon de le passer au four avant de s'en servir.

Aux divers procédés qui peuvent concourir à entretenir la salubrité de l'air, il faut encore ajouter ceux qui sont propres à en corriger les mauvaises qualités. De tout temps on a employé les parfums sur les vaisseaux et l'on y a fait des fumigations avec le tabac, le goudron, les baies de genièvre, ou la poudre à canon, humectée de vinaigre. Les vapeurs aromatiques peuvent sans doute masquer les mauvaises odeurs et faire cesser l'impression désagréable qu'elles produisent sur l'odorat; mais elles n'exercent aucune action chimique sur les gaz nuisibles répandus dans l'air, et par conséquent elles ne peuvent avoir la propriété de le désinfecter. Selon Guyton-Morveau, la déflagration de la poudre à canon humectée de vinaigre serait plus nuisible qu'utile, et, au lieu de corriger les mauvaises qualités de l'air, elle ne ferait qu'ajouter aux causes qui déjà le rendent insalubre. Voyez son *Traité des moyens de désinfecter l'air.* Quant à la propriété qu'a la poudre de refouler et de déplacer subitement le fluide atmosphérique, car c'est ainsi qu'elle fait explosion et qu'elle détone, cela n'a pas lieu lorsqu'on l'emploie comme parfum. Réduite en une espèce de pâte par le vinaigre, elle ne brûle alors qu'en fusant et sans produire aucun ébranlement dans l'air. On peut obtenir ce dernier effet en tirant des coups de pistolet dans les lieux où l'air ne circule pas, tels que la cale et le faux-pont.

Le chlore gazeux [gaz acide muriatique oxigéné] paraît devoir être considéré comme le plus puissant des moyens purificateurs dont on ait encore fait usage. Tous nos vaisseaux sont donc pourvus, avant leur sortie des ports, des objets nécessaires à la préparation et à l'emploi des fumigations par le chlore. Il est probable que la cause de la contagion est toujours matérielle, soit qu'elle se trouve inhérente aux individus, comme dans les maladies qui se communiquent par insertion ou par le contact, soit qu'elle tienne aux choses qui leur sont appliquées, comme les vêtemens, les couvertures, soit enfin qu'elle émane de la matière des excrétions ou de la putréfaction des cadavres. Dans tous ces cas, le chlore décompose, brûle, oxide, détruit en un mot les principes contagieux compris dans la sphère de son expansibilité.

Lorsqu'une maladie est très-répandue et très-dangereuse, on ne peut se défendre de l'attribuer à des causes extraordinaires. Celles qui agissent communément sur nous ne paraissent pas suffisantes pour produire de si grands désordres : aussi tous ces maux sont-ils d'abord réputés contagieux. Mais les maladies épidémiques ont une autre origine ; elles dépendent, en général, de l'intensité et de la variabilité des qualités physiques de l'atmosphère, telles que sa température, sa sécheresse, son humidité, &c. ; l'un ou l'autre de ces états, coopérant avec certaines dispositions des individus, n'est que trop capable de produire dans la société et dans les armées les plus affreux ravages. Il est évident que les parfums, même chimiques, ne peuvent corriger ni changer ces qualités vicieuses de l'atmosphère ; et qu'ils sont sans effet contre les maladies qui en proviennent. On ne peut donc pas compter sur l'efficacité des fumigations acides dans les circonstances que je viens de rappeler ; on doit alors leur préférer ou du moins employer concurremment les moyens généraux et mécaniques dont il a été fait mention.

Rien n'est plus nuisible aux inventions utiles que l'enthousiasme aveugle qui les préconise, et la pratique routinière qui en abuse ; on n'a pas bien apprécié leurs avantages, si l'on n'en a pas observé les inconvéniens. Il est constant que l'acide hydro-chlorique [muriatique] dépose, sur les corps qui l'arrêtent, une humidité considérable, qu'elle provienne ou de l'eau qui s'évapore avec l'acide, ou de celle répandue dans l'air, que la présence du gaz rendrait plus apparente. Quoi qu'il en soit, l'intérieur des vaisseaux n'étant déjà que trop humide, ce que j'aurai souvent occasion de répéter, on doit ensuite s'occuper de remédier à cette cause d'insalubrité. Il devient encore ici nécessaire de sécher le navire et par l'action du feu, et par l'attention d'essuyer et de frotter avec de l'étoupe les parois intérieures du bâtiment et tous les objets qu'il renferme, tels que les affûts et ustensiles d'artillerie, &c. Cette précaution a d'ailleurs été prescrite par l'ordonnance de 1786 ; elle n'a pas non plus échappé à la sagacité du capitaine Cook. Voici ce qu'on lit à ce sujet dans le discours du docteur Pringle, président de la société royale de Londres, *deuxième Voyage, tome IV, pag. 382* : « Il ne pouvait pas employer de meilleurs moyens que des feux ; tandis » qu'ils brûlaient, quelques hommes frottaient fortement avec de la toile ou du fil de caret chaque » partie de l'intérieur du vaisseau qui était humide. » L'acide hydro-chlorique a aussi l'inconvénient d'oxider tous les ustensiles en fer et de détruire leur poli : il faut par conséquent soustraire à son action les armes, les platines des canons, &c. ; et si elles y ont été exposées, il faut, sans délai, les essuyer et les frotter.

A en juger par les heureux effets qu'il a déjà produits, on ne saurait non plus douter de l'efficacité du gaz nitrique pour désinfecter l'air et détruire les causes de la contagion. On le dégage à froid, en projetant du nitrate de potasse sur de l'acide sulfurique concentré. Le chlore gazeux doit néanmoins jouir d'une plus grande activité, parce qu'il est plus expansible, et qu'il répand dans l'atmosphère beaucoup d'oxigène. Cependant le gaz nitrique se transforme à l'instant en gaz nitreux par son contact avec les corps métalliques; et, l'acide sulfurique nécessaire pour décomposer le nitrate de potasse devant être très-concentré, le procédé pourrait devenir dangereux sur les vaisseaux. Ceux sur lesquels on en a déjà fait usage étaient dans le port, situation bien différente de celle d'un bâtiment depuis long-temps exposé aux tempêtes, où des objets fragiles, tels que les vases de terre ou de verre, se brisent facilement, en laissant échapper les liquides qu'ils contiennent. Un tel accident peut néanmoins donner lieu à l'érosion, à la carbonisation et à la perte de diverses matières qui se trouvent à bord, et notamment dans les coffres de pharmacie. Pour prévenir cet inconvénient, on peut n'embarquer que de l'acide sulfurique affaibli, cette précaution n'étant d'ailleurs que favorable à son action sur le muriate de soude et l'oxide de manganèse : on a soin, en même temps, de mettre les bouteilles qui contiennent l'acide, dans des boîtes garnies en plomb, et de les environner de sable (1).

---

(1) Il vient encore d'être prouvé par des expériences authentiques que le chlorure de chaux proposé par M. Labarraque est, en effet, très-propre à désinfecter les cadavres, les amphithéâtres, &c. On sait que l'eau qui a croupi au fond de la cale des vaisseaux, répand ensuite, et principalement lorsqu'on fait agir les pompes, une très-forte odeur de gaz acide hydro-sulfurique [hydrogène sulfure]. La dissolution de chlorure de chaux préviendrait sans doute cet inconvénient et les accidens auxquels il peut donner lieu. Il serait donc utile, toutes les fois qu'il règne dans la cale une mauvaise odeur, de répandre une quantité suffisante de cette dissolution dans l'archipompe, la sentine et le puits des bâtimens de guerre. Cette précaution me paraîtrait sur-tout une des premières à prendre, lorsqu'on doit procéder à l'armement d'un vaisseau. On prépare cette dissolution en mêlant un flacon ou un demi-kilogramme de chlorure de chaux dans un baquet contenant 80 à 100 kilog. d'eau ; on agite le liquide, on le laisse reposer, et on le décante avant de s'en servir.

La dissolution de chlorure de chaux sera aussi très-utile pour arroser les ponts inférieurs, lorsque le mauvais temps oblige de fermer les sabords et les écoutilles, ou lorsqu'il règne à bord une maladie de mauvais caractère. On se servira, à cet effet, de bouteilles d'eau dans chacune desquelles on aura fait entrer une cuillerée de chlorure. On pourra, dans les cas ordinaires, se contenter de placer dans l'infirmerie du vaisseau, des assiettes contenant la dissolution de chlorure qui sera renouvelée deux fois par jour.

Enfin le chlorure d'oxide de sodium a été employé avec succès, sur le vivant, contre le charbon, la pourriture d'hôpital, les ulcères putrides et gangréneux. On étend alors le chlorure dans une, deux et jusqu'à huit parties d'eau ; on en lave les plaies, et on les recouvre de charpie humectée avec cette liqueur.

Avant de quitter ce sujet, je dois dire un mot sur la manière de purifier les vêtemens, matelas, couvertures, &c. Il est certain que la vapeur sulfureuse produit, à cet égard, d'excellens effets : on fait brûler du soufre en poudre au moyen d'une mèche placée au centre du vase qui le contient; si l'on ajoute une quantité égale de nitre, l'ignition sera plus prompte et plus complète ; l'oxigène du nitrate se portera sur le soufre ; et, au lieu de former un simple oxide, il se dégagera beaucoup de gaz acide sulfureux, dont la vertu désinfectante est très-énergique. Le soufre est la matière essentielle du parfum usité dans les lazarets, dont j'ai inséré la recette dans mon projet de réglement sur les moyens d'empêcher l'introduction par mer des maladies contagieuses.

Le gaz acide sulfureux n'est pas moins propre à purifier les lieux non habités. Lorsqu'un vaisseau revient de la mer, après avoir perdu par les maladies une partie de son équipage, on ne doit pas le réarmer sans avoir employé, pour l'assainir, toutes les précautions nécessaires, et, entre autres, les fumigations sulfureuses. Leur action suffocante est encore propre à détruire les rats, dont le nombre est quelquefois si considérable à bord, qu'ils dévorent une grande partie des vivres. Après cette opération, on trouve beaucoup de ces animaux sans vie dans tous les endroits du bâtiment. Il faut pourtant convenir que ce moyen, quelque puissant qu'il soit, n'a pas toujours suffi pour purger les vaisseaux de cette vermine désolante (1).

SECTION II.

De l'État physique et moral de l'Homme à la mer.

L'objet principal dans l'armement d'un vaisseau est sans doute la composition de son équipage. Tous les hommes ne sont pas propres à devenir marins; il faut pour cela qu'ils soient sains et bien constitués, qu'ils embrassent par goût cette profession, et qu'ils soient de bonne heure accoutumés au spectacle des tempêtes. Voilà ce qui rend l'habitant des bords de la mer en général plus apte à la navigation, que celui de l'intérieur des terres, et même que les mariniers qui naviguent sur les rivières, et qu'on distingue pour la plupart, dans la marine militaire, par leur timidité et par leur nonchalance. Une taille avantageuse, une très-grande force de corps, sont des qualités moins

(1) Ce moyen a été mis en pratique avec un plein succès, au port Saint-Paul de l'île de Kodiak, par M. de Roquefeuil, commandant le navire *le Bordelais*. (*Annales maritimes 1823.*)

essentielles dans un matelot, que l'audace, l'agilité, la constance, *dura pati*. Il n'est pas rare en effet de rencontrer des hommes qui, quoique robustes, sont toujours malades à la mer, ou qui, livrés aux tourmens de la peur, se croient à tout moment menacés d'être engloutis par les flots. Il faut aussi avoir égard à la nature et à la durée de la campagne que l'on va entreprendre. Les matelots déjà formés conviennent mieux que les jeunes gens aux campagnes de long cours, et sur-tout aux voyages de découvertes.

La classe des marins n'est peut-être pas assez nombreuse, et cette circonstance peut quelquefois s'opposer à une bonne composition des équipages des vaisseaux du Roi. Les départemens maritimes, fournissant tous les jours des hommes aux bâtimens du commerce et à ceux de l'État pour les contrées les plus éloignées et les plus malsaines, perdent chaque année, de cette manière, un certain nombre de leurs habitans. Avant la révolution on remarquait déjà que la Bretagne n'était pas peuplée dans une proportion relative à l'étendue de sa surface. Tel est en général le produit de la navigation; mais, en ajoutant à ces pertes celles qui résultent de l'enrôlement d'un nombre d'hommes plus ou moins considérable pour les armées de terre, on verra que, ces deux causes pesant à-la-fois sur les départemens maritimes, leur population doit s'affaiblir beaucoup plus que celle des départemens qui fournissent exclusivement au recrutement militaire. Cependant celle-ci enlève à la marine des hommes vigoureux, qui, nés dans les ports ou sur les rivages de la mer, sont naturellement appelés à faire respecter et à illustrer le pavillon français. Il paraîtrait donc desirable que la population des départemens maritimes fût principalement consacrée à former les équipages des vaisseaux du Roi et les régimens d'artillerie et d'infanterie de la marine.

Vers la fin de la dernière guerre maritime, il s'est établi sur les vaisseaux un usage qui nous paraît contraire à l'esprit des institutions par lesquelles le grand Colbert est parvenu à recréer en France une marine formidable. Cette pratique tendait en effet à anéantir, même à son origine, la pépinière destinée à donner à la marine militaire les meilleurs matelots. Je veux parler des mousses : il est généralement reconnu que, pour devenir bon marin, ce n'est pas trop de commencer à naviguer dès l'enfance, et l'on a vu sortir de cette classe les plus vaillans hommes de mer. Je ne trouve pas surprenant qu'en temps de guerre on n'ait voulu sur les vaisseaux que des gens capables d'agir dans un combat ; mais ne pas employer, ne pas multiplier même les mousses et les novices en temps de paix, lorsqu'on manque des autres moyens nécessaires pour former des marins, ce serait se priver d'une ressource dont les bons résultats ne peuvent être douteux. Au reste, on a déjà senti l'importance d'augmenter, autant que possible, sur les vaisseaux de guerre, le nombre des mousses et des novices.

Le docteur Lind avait sans doute eu raison d'attribuer les fièvres contagieuses qui de son temps régnaient dans la flotte anglaise, à l'usage où l'on était alors d'entasser les marins que l'on venait de presser, sur des bâtimens mal disposés, et d'où l'on ne tardait pas à les retirer pour les faire passer sur les vaisseaux de guerre, sans avoir égard à l'état de leur santé et à leur malpropreté. Ainsi ils arrivaient à bord déjà malades ou malpropres, et ils y portaient le germe des fièvres les plus meurtrières.

Ceci prouve, en effet, combien il importe d'avoir égard à la santé et à la propreté des marins, même au moment de leur embarquement. Quoique la presse ne soit pas en usage dans la marine française, cependant en temps de guerre on peut être forcé de faire des levées extraordinaires de matelots, et, s'ils arrivent dans les ports avant que les vaisseaux en armement puissent les recevoir, on les réunit alors dans une caserne particulière qui porte le nom de *Caïenne*. Ces caïennes peuvent jusqu'à un certain point être comparées aux bâtimens de réception des Anglais; et les mêmes effets s'y manifesteront si le nombre des hommes qui y seront rassemblés est très-considérable, et si l'on n'y fait pas observer la plus exacte propreté. La même observation est applicable aux marins sortant des hôpitaux, et l'on doit encore aujourd'hui redouter d'admettre à bord, sans précaution, des hommes qui, provenant des prisons, portent souvent avec eux, ou dans leurs vêtemens, le principe des maladies les plus funestes.

M. Dupin, dans la savante relation de ses voyages en Angleterre, nous apprend que, pour obvier aux inconvéniens précités, le conseil naval a destiné à la réception des recrues des bâtimens plus spacieux, où l'on s'occupe de les rendre propres et de leur fournir de nouveaux vêtemens, avant de les répartir sur les vaisseaux armés. Cette conduite serait à imiter dans la marine française, lorsqu'on lève beaucoup de marins à-la-fois. Non-seulement il ne faut jamais les réunir en trop grand nombre dans les caïennes, mais il est indispensable, aussitôt qu'ils arrivent, de s'occuper des les nettoyer, de les laver, et de changer leurs habillemens. Lorsque les marins de nouvelle levée sont immédiatement envoyés à bord sans passer par la caïenne, les mêmes précautions pourraient être prises sur les vaisseaux où ils sont embarqués, sous l'inspection du lieutenant en pied et du chirurgien-major.

Une triste expérience a déjà montré le danger de faire entrer dans l'équipage d'un vaisseau des malades imparfaitement rétablis : la maladie contagieuse de l'escadre de M. Dubois de la Motte, qui désola la ville de Brest sur la fin de 1757 et au commencement de 1758, n'eut pas d'autre origine. Elle avait été portée à bord des vaisseaux *le Glorieux* et *le Duc de Bourgogne* par des hommes récemment sortis de l'hôpital de Rochefort. Cet événement démontre la nécessité d'avoir dans chaque port, en temps de guerre, un hôpital, ou au moins une salle particulière pour les convalescens, et combien il importe de purifier les vêtemens des malades avant de les envoyer à bord. On ne doit pas non plus admettre, sans nécessité, des étrangers dans l'équipage : les hommes que l'on prend à la mer sur d'autres bâtimens, peuvent être entachés de quelque principe morbifère. Il est tant de fois survenu des maladies, sans autre cause apparente, après la réception de nouveaux marins sur les vaisseaux, qu'on ne peut se défendre de leur en attribuer l'explosion. L'état sain du bâtiment dont ils proviennent, et la continuité même de leur bonne santé, au milieu de la maladie qui se déclare, ne rassurent pas pleinement à cet égard. Ce n'est pas sans fondement que les médecins navigateurs pensent que les individus nouveaux qui arrivent à bord, peuvent y apporter des germes d'une maladie quelconque, sans en être eux-mêmes atteints; tandis que, d'un autre côté, ils seront plus sensibles aux causes délétères auxquelles ils peuvent être exposés sur le vaisseau qui les reçoit, quoique l'équipage, graduellement habitué à leur impression, n'en ait jusqu'alors ressenti aucun effet nuisible. Dans ce cas, ce sont les nouveaux venus qui tombent malades les premiers; et la maladie une fois établie, sa propagation ne connaît point de bornes. Tel est le pouvoir de l'habitude, qu'elle peut même soustraire à la contagion l'homme qui a long-temps été soumis à l'influence des causes qui la produisent. On ne saurait autrement concevoir comment les infirmiers ne sont pas plus souvent attaqués des maladies qui règnent dans les hôpitaux, et c'est ce qui doit faire regarder comme éminemment contagieuses celles qui se communiquent aux personnes attachées au service des malades.

La somme de l'action n'est pas toujours en

raison directe de la quantité d'individus destinés à la produire. Qu'on se représente, par exemple, un nombre trop considérable d'hommes réunis sur un vaisseau : ils ne peuvent circuler facilement ; ils se heurtent à chaque pas et se nuisent les uns aux autres. De là cette règle importante de ne pas employer à bord plus de monde que n'en exigent les besoin réels du service. *Quò numerus hominum*, dit Rouppe, *ex quibus præsidium conflatur major est, eòque quantitas aëris, respectu spatii, erit minor atque impurior.* Il faudrait s'attacher à diminuer la pesanteur et la résistance des machines, et il me semble qu'on fait quelquefois le contraire, en cherchant, par exemple, à diminuer le nombre des poulies pour avoir un grément plus agréable à l'œil. Mais, dans ce grément en apparence plus léger, le frottement des manœuvres doit être plus rude, et alors elles nécessiteront une action plus forte et plus long-temps continuée ; car, quels sont, en général, le but et l'effet des poulies, sinon d'augmenter la force en diminuant la résistance ?

Lorsqu'il se trouve sur un vaisseau beaucoup de passagers ou de troupes de débarquement, l'embarras augmente d'autant plus qu'on est plus long-temps en mer. On est forcé de resserrer l'équipage pour faire place aux nouveaux venus : ceux-ci, n'ayant pas encore navigué, sont bientôt atteints du mal de mer, et restent sur le tillac dans la plus grande malpropreté. Il faut alors renouveler l'air, nettoyer et fumiger avec soin le vaisseau, pour prévenir les maladies les plus graves. La contagion débute communément à bord par les soldats de la garnison, les novices matelots, et sur-tout par les troupes passagères, qui la répandent bientôt dans tout l'équipage. Il est donc préférable de se servir, pour le transport des troupes, de bâtimens autres que les vaisseaux armés en guerre.

Le faux-pont a toujours été regardé, après la cale, comme la partie la plus insalubre des vaisseaux; et l'on verra par les observations et les expériences qui suivent, combien cette opinion est fondée. On croyait donc devoir ne pas permettre aux gens de l'équipage de séjourner ni de coucher dans ce lieu profond, renfermé, et où l'air ne peut se renouveler. Cependant on a commencé depuis peu à suivre une marche contraire, et, sur quelques vaisseaux, les commandans, pour diminuer le nombre des chambres et avoir les batteries toujours libres, ont établi dans le faux-pont le logement d'une partie de l'état-major. Mais le séjour d'un grand nombre de marins dans le faux-pont des vaisseaux ne peut qu'en altérer l'air de plus en plus; les malades qui y seraient réunis en souffriraient inévitablement ; les hommes sains y seraient trop exposés à contracter les maladies les plus graves ; et je ne pense pas qu'on puisse rien faire qui tende plus directement à la production des fièvres dites *des vaisseaux*, qui sont de véritables typhus.

La température atmosphérique a nécessairement une grande influence sur l'état physique et moral de l'homme à la mer ; mais je me suis assez étendu sur cette matière dans les articles *Atmosphère maritime* et *Eau marine* (1). On a vu que les degrés de chaleur et de froid qu'on éprouve en naviguant, ne sont pas en général extrêmes, et que la température sur l'océan est plus modérée que sur terre, dans les mêmes latitudes. La chaleur solaire pénétrant plus facilement les eaux de la mer, elle est moins réfléchie et ne s'accumule pas à la surface. Il est une autre circonstance inhérente à la navigation, qui ne contribue pas peu à rafraîchir l'air sur le pont dans les latitudes même les plus chaudes ; c'est que, le vaisseau, dans sa route, changeant à tout moment de place, la colonne d'air qui l'environne change en même temps. La chaleur n'est jamais plus forte

(1) *Voyez* la 2.e partie des Annales maritimes et coloniales de 1816, *pag. 136, 219 et suiv.*

et plus accablante que lorsqu'elle est apportée par des vents qui ont traversé une vaste étendue de terre aride et sablonneuse, tandis que le froid et la congélation sont et moins intenses et moins prolongés dans les pays qui avoisinent la mer, que dans l'intérieur des continens et sur les montagnes très-élevées. Le marin a donc moins à craindre des excès de la température en elle-même, que du passage rapide d'un climat à un autre tout opposé. Ainsi un vaisseau parti d'Europe pendant la saison froide arrive en peu de jours sous un ciel brûlant : après avoir séjourné quelque temps dans les Antilles, il pourra encore trouver dans les ports de l'Amérique septentrionale les frimas et les rigueurs de l'hiver. Il en est ainsi de ceux qui, après avoir traversé la zone torride, portent leurs recherches ou leurs entreprises jusques aux latitudes froides de l'hémisphère austral.

Il faut pourtant distinguer de la température atmosphérique celle qui est particulière au bâtiment sur lequel on navigue et à ses différentes parties. Je vais rapporter ce que M. de Morogues a écrit à ce sujet dans son Mémoire sur la corruption de l'air dans les vaisseaux, inséré parmi ceux des savans étrangers publiés par l'Académie des sciences, *tome I.er* : « Pendant le cours de la campagne

» que je viens de faire, dit M. de Morogues, j'ai » comparé deux thermomètres égaux, l'un placé » dans la cale aux vivres, et l'autre dans la grande » chambre de la frégate, comme étant les deux » endroits du vaisseau où l'air diffère, le premier, » par la qualité et la quantité des vivres qui s'é- » chauffent dans cette cale, par la transpiration des » gens qui y habitent continuellement, enfin par » la lumière d'une lampe qu'on y entretient; le se- » cond, parce que je tenais les fenêtres de la grande » chambre presque toujours ouvertes, et parce que » personne n'y couchait. En suivant exactement les » degrés des deux thermomètres, j'ai toujours re- » marqué que l'air de la cale, lorsque l'écoutille » est fermée pendant quelque temps, est plus chaud » que celui de la grande chambre, et que, lorsque » l'écoutille est ouverte, la cale suit à peu près la » température de l'air extérieur; les deux thermo- » mètres, dans ce dernier cas, montant ou baissant » presque en même temps, avec cette différence » cependant que les variations du thermomètre de » la chambre, c'est-à-dire que l'air de l'atmosphère » devenant plus frais, le thermomètre de la cale » (l'écoutille ouverte) baissait au-dessous du degré » d'élévation où il avait été (l'écoutille fermée), » et que celui de la chambre baissait encore davan-

» tage ; enfin, que, l'air extérieur s'échauffant, le » thermomètre de la cale ne montait pas autant que » l'autre : il y avait dans sa variation un degré au » moins de différence, et quelquefois deux ou trois. »

On s'attendrait à trouver la température de la cale bien plus élevée que celle de l'air extérieur, d'après la forte sensation de chaleur qu'on éprouve en se présentant seulement à l'écoutille, et surtout lorsqu'on reste quelques instans dans la cale. La chaleur accablante qu'on éprouve alors, ne saurait dépendre uniquement de la température de cette partie du vaisseau, puisqu'elle est très-peu supérieure à celle de l'atmosphère. On doit en effet l'attribuer principalement aux mauvaises qualités de l'air, qui s'y altère par son séjour et devient peu respirable et peu propre à entretenir l'énergie des forces vitales ; parce qu'il est chargé de vapeurs aqueuses et d'émanations fétides et nuisibles, fournies par les vivres, le cordage, la corruption de l'eau dans les pièces, la transpiration pulmonaire et cutanée des caliers, &c. D'après l'évaluation de M. de Morogues, ces diverses exhalaisons entreraient pour un quart dans la composition de l'atmosphère de la cale ; et si, comme il a été observé tant de fois, la lumière qu'on y porte est pâle, faible et près de s'éteindre, c'est que ce lieu renferme une grande proportion de gaz et de miasmes contraires en même temps à la combustion et à la respiration, qui exigent les mêmes conditions dans l'air, et dont les phénomènes ont entre eux une grande analogie.

La différence qui existe entre la température de l'intérieur des vaisseaux et celle de l'atmosphère, n'a pas non plus échappé à Rouppe. Étant à l'île de Madère, dit-il, on fit craindre au capitaine que le froid de la nuit n'incommodât l'équipage, et il ordonna de tenir les sabords et les hublots fermés; la manche à vent fut aussi retirée, et les écoutilles étaient elles-mêmes couvertes par des panneaux à claire-voie. Il prescrivit en même temps à ceux qui ne seraient pas de quart pendant la nuit, de se tenir dans l'intérieur du vaisseau, et il en résulta une chaleur insupportable entre les ponts. Les 20, 21, 22, 23 et 24 juillet, ils étaient par les 19 et 18 degrés de latitude méridionale et par les 334 degrés de longitude. Rouppe plaça un thermomètre entre les ponts, pour comparer la chaleur atmosphérique et celle de l'intérieur du bâtiment. La première nuit, entre onze heures et minuit, le mercure à l'air libre marquait 77°, et dans l'intérieur 83°; la nuit suivante, à l'air libre 78°, et dans l'intérieur 84°; la troisième et la quatrième nuit, à l'extérieur 79°, et dans le navire 85°; enfin, la dernière nuit, à la même heure, 81° et 86 1/2. Les mesures prises pour se garantir du froid, en augmentant prodigieusement la chaleur, s'opposaient encore au dégagement des vapeurs qui s'exhalaient de l'eau et des hommes de l'équipage, dont le nombre était de 180. Nous ne pouvions, dit Rouppe, rester entre les ponts pour observer le thermomètre, sans être inondés de sueur, moi et ceux qui m'accompagnaient. Les matelots étaient tout nus dans leurs hamacs ou sur le tillac : les uns dormaient, les autres s'agitaient; plusieurs éprouvaient de l'anxiété pendant leur sommeil, et poussaient de profonds soupirs; d'autres enfin se plaignaient de ne pouvoir plus rester dans le navire, et ce n'est pas sans souffrir, ajoute l'observateur, que j'y restai moi-même. Il rendit compte au capitaine de ce qui se passait, et lui exposa la nécessité de donner une entrée à l'air. On ouvrit alors les sabords et les portes de la sainte-barbe; par ce moyen, le vent parcourait le vaisseau de la poupe à la proue, la chaleur fut plus supportable, les marins jouirent d'un sommeil plus calme et ils conservèrent leur santé.

Les expériences de Morogues et de Rouppe ont été confirmées depuis par celles que Péron a faites sur la corvette *le Géographe ;* il en présente lui-même les résultats dans les corollaires suivans :

1.° En général, la température de l'intérieur du vaisseau était de 3 à 4° plus haute que celle de l'air extérieur.

2.° La différence de température entre la sainte-barbe et l'entre-pont est à peine d'un degré, lorsque, par l'ouverture des sabords et l'application des manches à vent, on a soin d'entretenir un courant salutaire dans la sainte-barbe.

3.° Toutes choses égales d'ailleurs, la cale d'un navire en est la partie la plus chaude, &c.

De toutes les causes qui influent sur l'homme à la mer, il n'en est pas de plus immédiate ni de plus active que l'humidité. Ce n'est pas que l'air soit décidément plus humide sur mer que sur terre (voyez *Atmosphère maritime* *) : on retrouve, par rapport à l'humidité, les mêmes différences que nous avons déjà remarquées entre la température atmosphérique et celle de l'intérieur des vaisseaux. L'humidité est en effet bien plus considérable au dedans qu'à l'extérieur, et l'on peut dire qu'elle règne constamment à bord, lors même que l'atmosphère est exempte de toute vapeur. L'humidité manifeste par-tout sa présence ; elle est portée dans toutes les parties du navire par les marins dont les vêtemens

* Annales maritimes, 1816, *pag. 136 de la 2.e partie*, loc. cit.

ont été mouillés : elle est le produit des exhalaisons d'un très-grand nombre d'hommes réunis dans un petit espace. Elle est encore augmentée par l'eau qui découle des futailles et par toute celle qui se rassemble à fond de cale. Elle altère et décompose toutes les substances susceptibles de s'en imprégner. Les vivres fermentent, se corrompent ; les médicamens se détériorent, les sels tombent en déliquescence, le cuir se couvre de moisissure, les métaux s'oxident, &c. L'humidité est encore plus que la chaleur l'instrument de l'altération que contractent sur les vaisseaux les subsistances navales. Les vêtemens des marins, imbibés d'eau de mer, recèlent dans leur tissu un principe humide très-difficile à détruire. On en conçoit très-aisement la raison : la partie purement aqueuse de l'eau de mer qui humecte nos habits, peut bien s'évaporer ; mais elle y laisse les particules salines dont elle était chargée ; et comme on sait que le muriate de soude et plus encore celui de chaux sont très-hygrométriques, ils attirent tellement l'humidité de l'air, que l'étoffe redevient bientôt presque aussi humide qu'auparavant. On ne peut faire disparaître sans retour cette humidité qu'en trempant plusieurs fois le vêtement dans l'eau douce, pour le dépouiller du résidu salin engagé dans ses mailles.

Péron a aussi constaté par des expériences hygrométriques les degrés de l'humidité qui régnait à bord de la corvette *le Géographe ;* voici les conclusions qu'il en a tirées, et qui font suite à celles que j'ai citées plus haut sur la température de l'intérieur du navire :

4.° L'humidité est habituellement plus forte dans le vaisseau qu'à l'air libre, &c.

5.° La différence entre l'humidité de l'atmosphère et celle de l'intérieur du navire est en général plus forte que la différence de température : cette dernière n'a pas été de 3 à 4 degrés, et la différence hygrométrique s'est élevée souvent jusqu'à 10 et 12 degrés.

6.° Toutes choses égales d'ailleurs, l'entre-pont était plus humide que la sainte-barbe, et ce résultat singulier m'a paru dépendre de ces inondations funestes auxquelles l'entre-pont était soumis chaque jour, tandis que la sainte-barbe ne se nettoyait qu'à sec, le voisinage des poudres s'opposant à l'introduction de l'eau dans cet endroit.

7.° De ces expériences il résulte enfin que, si la cale est l'endroit le plus chaud du bâtiment, elle en est aussi le plus humide, et que, sous l'un et l'autre rapport, elle doit en être considérée comme le plus insalubre.

Cependant on sait combien l'humidité peut être

nuisible à la santé de l'homme. Les lieux humides sont communément désolés par des maladies épidémiques plus ou moins meurtrières. Le propre de l'humidité est de relâcher la peau, dont l'affection se transmet sympathiquement au canal alimentaire : elle diminue l'action nerveuse, affaiblit la tonicité des vaisseaux capillaires et débilite toute l'organisation. Comme elle participe du froid ou du chaud, ses effets se ressentent de ceux que peut causer l'état de la température. Le froid humide paraît sur-tout occasionner une grande faiblesse dans le système vasculaire ; et c'est par-là sans doute qu'il est une cause si puissante de scorbut. L'action de l'humidité unie à la chaleur affecte plus directement les organes gastriques : aussi les fonctions qui en dépendent, paraissent essentiellement lésées dans les maladies qu'engendre cette constitution de l'atmosphère, depuis la fièvre la plus simple jusqu'aux plus pernicieuses. Dans le premier cas, elle concourt à la production des fièvres adynamiques et ataxiques, parmi lesquelles se placent ces maladies terribles connues sous le nom de fièvres des vaisseaux ; et dans le second, des fièvres rémittentes bilieuses, et même de la fièvre jaune, qui sont le fléau des Européens aux Antilles, et, en général, dans les parties du globe dont la température est en même temps humide et chaude. Je regarde l'humidité comme très-contraire à la santé des marins : la nature des maladies les plus fréquentes à la mer rend cette vérité incontestable. Le scorbut, les adynamies, les embarras du système lymphatique, les différentes affections muqueuses ou séreuses, la dysenterie, les diarrhées, les hydropisies générales ou partielles, les fluxions, les coliques, les rhumatismes, l'engorgement des articulations, &c., tous ces maux, qui affligent trop souvent les équipages, reconnaissent l'humidité pour un de leurs principes générateurs, ou sont modifiés par son influence.

Les maladies les plus graves à la mer commencent ordinairement par des affections catarrhales, déjà assez fâcheuses en elles-mêmes. Il importe donc de garantir autant que possible l'équipage du froid et de l'humidité de l'atmosphère. S'il était en effet possible d'exécuter les grosses manœuvres sous le gaillard, les matelots y seraient moins exposés à la pluie, et il y aurait à coup sûr bien moins de malades sur les vaisseaux. On pourrait aussi, lorsqu'il pleut, tenir les gens de quart à couvert dans les batteries, et ne les faire monter sur le pont qu'au moment où ils seraient nécessaires pour la manœuvre.

Jusqu'ici l'on n'a, pour ainsi dire, considéré

l'humidité qu'appliquée à la surface du corps, et l'on a presque borné ses effets au dérangement qu'elle peut introduire dans la transpiration cutanée, &c. Poissonnier fait dépendre de cette cause presque toutes les maladies des gens de mer. Je suis bien éloigné de penser que l'humidité ne puisse pas nuire à l'excrétion qui doit se faire à la périphérie du corps, ou de vouloir nier l'importance de cette fonction; mais n'aurait-on pas été au-delà du vrai? Est-il donc bien certain que la transpiration cutanée se supprime aussi fréquemment, et qu'il en résulte autant d'inconvéniens qu'on a l'habitude de le dire? Au moins est-il évident qu'il existe entre le système dermoïde et les voies urinaires une correspondance si parfaite, que l'humeur qui ne peut s'exhaler à la surface est naturellement poussée au dehors par la vessie. On attribue aussi à la suppression de la transpiration des accidens qui ne dépendent que de la grande sensibilité de l'enveloppe extérieure, dont les sensations déterminent l'affection d'une partie quelconque du corps, ou troublent à-la-fois l'économie tout entière. L'impression du froid produit souvent ces désordres, moins encore par son intensité que par son invasion soudaine. Il est beaucoup d'individus dont la susceptibilité est telle, qu'ils seront à coup sûr incommodés, s'ils restent un instant à l'ombre après avoir été exposés au soleil.

Ce n'est pas seulement en supprimant la transpiration cutanée, que l'humidité est si fatale à l'homme; son influence est peut-être encore plus funeste dans le trajet qu'elle parcourt pour arriver avec l'air au poumon, et aussi dans cet organe. Presque toutes les maladies qu'engendre l'humidité affectent les voies aériennes; et c'est principalement contre l'un ou l'autre des instrumens qui coopèrent au mécanisme de la respiration, que son action se développe. Le coryza, la toux, les rhumes, l'enrouement, les catarrhes, certaines angines, la dyspnée, les pneumonies catarrhales, l'œdème du poumon, &c. telles sont en général les maladies qui prédominent lorsque l'atmosphère a long-temps été chargée d'humidité et sur-tout à la mer.

L'humidité atmosphérique exerce donc une grande influence sur les organes et la fonction de la respiration. L'air est en effet le véhicule de l'humidité; c'est par lui et avec lui qu'elle s'applique à nos corps. Il est la matière d'une des opérations les plus essentielles de l'économie animale. Quel que soit son état, il faut pourtant qu'il nous pénètre; enfin il est à chaque instant en contact avec la surface très-étendue de l'un de nos principaux viscères.

Les poumons ont aussi leur transpiration, que Sanctorius et Dodard n'avaient pas distinguée de celle qui a lieu par l'intermède de la peau; mais les expériences faites par Séguin ont prouvé depuis que la quantité de la transpiration pulmonaire approche beaucoup de celle qui a lieu par l'organe cutané. Séguin s'est mis tout le corps dans une enveloppe imperméable, n'ayant que le nez et la bouche en dehors, de sorte qu'il n'y avait que l'humeur transpirable des poumons qui pouvait s'échapper. De cette manière, il a trouvé que le terme moyen de la transpiration insensible est de 18 grains par minute, savoir : 11 grains de transpiration cutanée et 7 grains de transpiration pulmonaire; ce qui fait par jour une livre 11 onces 4 gros de transpiration cutanée, et une livre une once 4 gros de transpiration pulmonaire. (Brisson, *Traité de physique*, 2.e édition, tome I.er, pag. 16 et 17.)

L'air qui sort des poumons dans le mouvement expirateur, se confond ordinairement, d'une manière insensible, avec le fluide atmosphérique; mais, si l'atmosphère est froide et humide, les vapeurs expirées seront condensées et se présenteront sous l'apparence d'une fumée ou d'un brouillard plus ou moins épais. Cette condition physique de l'air doit opposer un grand obstacle au libre exercice de la transpiration pulmonaire; les fluides aqueux qui sont les produits de cette exhalation, sont alors retenus contre le vœu de la nature. C'est bien assez, sans doute, pour produire tous les désordres dont j'ai déjà parlé : mais il ne répugne pas non plus d'admettre que l'eau suspendue dans l'air puisse être en partie absorbée dans les poumons; cette voie est peut-être plus que la peau favorable à ce genre d'absorption. Dans tous les cas, que la transpiration pulmonaire soit simplement empêchée, ou qu'une partie de l'eau contenue dans l'air inspiré soit absorbée en même temps, quelle source plus immédiate d'infiltration ou de collection séreuse, partielle ou universelle? Ce phénomène peut beaucoup contribuer à la formation des hydrothorax essentiels qui surviennent tout-à-coup et sans cause apparente. C'est peut-être aussi par cette voie que le corps se charge de cette quantité intarissable de fluide qui, chez les diabétiques, fournit ces flux énormes d'urine dont la proportion excède d'une manière si étonnante celle des boissons. Il serait à-la-fois curieux et utile de soumettre certains hydropiques, et particulièrement les malades atteints du diabétès, aux expériences tentées sur lui-même par Séguin, pour connaître le poids respectif des transpirations pulmonaire et cutanée. La surface extérieure du corps étant garantie de l'humidité atmosphérique par une enveloppe impénétrable, on ne pourrait plus douter, par exemple, que la quantité de fluide rendu par les urines qui excéderait celle de la boisson, ne fût alors absorbée dans l'acte même de la respiration.

Il résulte de ce qui a été exposé dans les paragraphes précédens, qu'on ne saurait prendre trop de précautions pour atténuer au moins les causes d'une excessive humidité sur les vaisseaux, et pour y maintenir le degré de sécheresse dont ils sont susceptibles. Voyez d'ailleurs ce que j'ai dit, dans la première section de ce Mémoire, sur l'action du feu, sur les différentes manières de l'employer, et sur les avantages que promet le précepte d'essuyer et de frotter l'intérieur du navire, pour en faire disparaître l'humidité.

Le défaut d'une activité suffisante est certainement une des sources des affections morbides du marin. Cette assertion peut bien, au premier aperçu, n'avoir l'air que d'un paradoxe, quoiqu'elle soit de la plus grande vérité : pour s'en convaincre, il suffit de se demander quels sont les travaux que les marins ont à exécuter à la mer. Ils sont rarement soumis à un travail forcé; et, dans les circonstances ordinaires, ils sont plutôt inactifs que trop agissans. La navigation est une sorte de gestation souvent très-douce pour ceux qui y sont habitués. La direction et la progression du vaisseau sont déterminées par le jeu du gouvernail et la position des voiles, qui se manœuvrent presque uniquement par des tractions de peu d'instans sur les cordages qui y répondent, et dont l'état reste long-temps le même dans beaucoup de circonstances. Y a-t-il donc là de quoi tenir un nombreux équipage dans une activité convenable ?

Tant d'individus réunis dans un espace aussi resserré ne pouvant que s'embarrasser dans la marche, chacun reste à la place où il se trouve. On aime à s'appuyer, à s'étendre sur tous les corps qui en offrent la facilité : les jambes s'engourdissent; le corps est accablé de lassitudes qui ne sont pas l'effet d'une fatigue réelle, mais de trop d'inertie ; la peau est distendue par un faux embonpoint, et l'homme devient la proie des maladies qu'un tel état précède et auxquelles il prédispose.

Ce qui prouve que l'inaction a une influence très-grande sur la santé des équipages, c'est qu'on observe journellement que les individus les plus sujets à être atteints par la maladie sont ceux qui négligent de prendre de l'exercice et qui se tiennent habituellement entre les ponts, les jeunes marins et les militaires qui composent la garnison. Il est assez rare de voir sur les cadres des hommes qui fatiguent, les gabiers, par exemple, qui, fréquemment dans les hunes, sont le plus exposés aux rigueurs et aux vicissitudes de l'atmosphère. Les marins expérimentés savent combien il importe de se tenir en mouvement pour se conserver en santé : aussi les voit-on promener tout le jour, presque sans relâche, sur les passe avants, quelque borné que soit l'espace à parcourir ; et ils contractent tellement l'habitude de s'agiter ainsi, qu'à terre même, et dans le plus petit local, ils vont et viennent sans cesse, quoiqu'ils ne puissent pas faire plus de trois à quatre pas dans la même direction; ce qui certainement étourdirait une personne moins habituée à ce genre de promenade. On doit donc applaudir à la sagesse des officiers commandans qui, ne se bornant pas aux mouvemens nécessaires pour faire évoluer leurs vaisseaux, tiennent leurs équipages dans une activité constante, particulièrement dans les rades, en les occupant à divers travaux, tels que l'exercice du canon, le maniement des armes, les simulacres d'abordage, &c. C'est ainsi qu'ils réussiront à conserver la vigueur et la santé des hommes qu'ils commandent.

La constipation à laquelle on est sujet à la

mer, est trop opiniâtre pour ne dépendre que de ses causes ordinaires. Sans doute la sécheresse et l'inertie du canal alimentaire peuvent être occasionnées par une diminution dans l'action des organes destinés à la filtration des sucs intestinaux, et dans la contractilité des intestins; mais cet état ne peut avoir lieu sans une affection quelconque des nerfs qui participent à ces diverses fonctions. Je crois que le balancement ondulatoire du vaisseau doit contribuer à suspendre et à intervertir, jusqu'à un certain point, le mouvement péristaltique des intestins; ce que confirment d'ailleurs les vomissemens produits par le mal de mer. Au reste, si la mer supprime les évacuations alvines, elle peut ensuite remédier à cet inconvénient: l'eau marine est, dans ce cas, le meilleur des laxatifs.

L'équipage d'un vaisseau se partage en deux divisions, dont l'une est continuellement de quart ou de service sur le pont, pour la manœuvre. Il résulte de cette disposition que la moitié des marins qui fait le grand quart, passe une trop grande partie de la nuit sans se coucher, quoique exposée au vent et à la pluie. En diminuant la durée des quarts de nuit, on aggraverait le mal au lieu d'y remédier, parce qu'alors le sommeil des matelots serait trop souvent interrompu. Rien n'est donc plus raisonnable et plus avantageux à la santé des hommes, que le partage des équipages en trois quarts, comme l'ont pratiqué les plus habiles navigateurs. On devrait en agir ainsi, non-seulement dans les expéditions de découvertes, mais même dans tous les voyages de long cours. Pour cela, il faut tiercer l'équipage, au lieu d'en faire seulement deux sections : c'est assez du tiers des marins en service par un temps ordinaire; et lorsqu'il survient une tempête, la moitié ne suffit pas, il faut que tout le monde soit sur le pont. Si l'équipage est divisé en trois parties, chaque tiers n'ayant que quatre heures de quart à faire sur douze, il restera à chacun huit heures consécutives à donner au repos; ce qui est plus que le temps de sommeil nécessaire à la parfaite restauration des forces.

Le matelot ne ressemble en rien aux individus des autres classes de la société : il a une manière d'être qui lui est propre, et qui le distingue même du soldat, avec lequel il semblerait qu'il dût avoir le plus de rapport. Il a la physionomie sévère, la voix forte, le ton ferme, les manières brusques, en un mot des formes austères. On connaît sa franchise; il ne sait pas trahir la vérité, ni trouver pour l'exprimer des détours qui pourraient la rendre moins choquante. Il ne nie pas, il n'atténue pas les fautes qu'il a commises, et ne descendra pas à la prière pour se soustraire au châtiment qui va lui être infligé. Il ne poursuit pas le plaisir, mais il ne connaît pas les bornes de la tempérance : il dissipe en quelques jours les produits d'une longue campagne, et retourne à de nouveaux dangers pour agir ensuite avec la même prodigalité.

Nés, pour la plupart, au sein de l'infortune, dépourvus de cette éducation qui ne développe les facultés de l'esprit qu'en excitant et multipliant les sensations, les matelots sont peut-être de tous les hommes ceux que les privations ou la douleur peuvent le moins émouvoir : on dirait qu'ils sont doués d'une sorte d'impassibilité. Ils arrivent à cet état par une suite non interrompue de souffrances et de dangers. L'agitation presque continuelle des flots contribue à émousser et à endormir la sensibilité. Les fers, la cale, sont à peine des maux physiques pour les matelots ; leur constance pourrait être comparée à celle de l'homme sauvage qui chante au milieu des mutilations et des tortures. Telle est la source principale de leurs défauts et de leurs vertus. Donnez aux matelots la susceptibilité exquise des habitans des grandes villes, et ils ne seront pas capables de supporter les fatigues et les misères d'une navigation longue et orageuse.

Hippocrate a dit, dans son admirable Traité des airs, des eaux et des lieux, §. CXVI : « Les » Européens sont d'un naturel sauvage, insociable, » fougueux, par la raison même qu'ils vivent sous un » ciel où l'esprit éprouve sans cesse de ces secousses » qui rendent l'homme agreste, et qui le dépouillent » de la douceur et de l'aménité des mœurs ; je les » regarde, par la même raison, comme plus cou- » rageux que les Asiatiques. » En commentant ce paragraphe, le docteur Coray ajoute : « C'est à ces » alternatives brusques du chaud et du froid, du » calme et des tempêtes, qu'il faut attribuer la *féro-* » *cité* qu'on observe communément chez les ma- » rins. » On a vu qu'il n'est question ni de marins, ni de férocité, dans le paragraphe d'Hippocrate ; mais le docteur Coray renvoie à son discours préliminaire, où l'on voit qu'il a puisé l'idée de la férocité des marins dans un passage de Bodin, ainsi conçu : *Itaque nautas, opinor, aquarum et ventorum perpetua jactatio barbaros et inhumanos reddit.* Il est au moins à remarquer que Bodin est loin de donner comme certain ce qu'il avance, et qu'il emploie même une expression de doute, *opinor.*

Le marin a toujours été réputé bon, humain, généreux, et non féroce : la rudesse des matelots est le propre de celui qui n'a pas été poli par l'éducation, et qui vit habituellement éloigné de ce sexe aimable qui porte l'homme aux sentimens doux, et peut exiger que pour lui plaire il quitte son humeur âpre et sauvage, et qu'il prenne le ton de la délicatesse et de la sensibilité. Si l'on veut appliquer aux marins ce qu'Hippocrate a dit des Européens, qu'on s'en tienne donc à son texte, en se rappelant toutefois qu'à l'époque où il écrivait, l'Europe n'était pas encore civilisée. On connaît les beaux vers d'Horace sur l'intrépidité de celui qui, le premier, osa se hasarder sur les flots dans un fragile esquif :

Illi robur et æs triplex
Circa pectus erat, qui fragilem truci
Commisit pelago ratem
Primus, &c.

Dira-t-on qu'en prêtant à cet audacieux un cœur environné d'un triple airain, le poète ait voulu faire allusion à sa dureté ? Non : il a voulu le peindre comme inaccessible à la crainte, et c'est en effet ce qui constitue le véritable homme de mer. Peu sensible à ses propres maux, le marin n'en est pas moins vivement touché de ceux d'autrui : ne le voit-on pas souvent s'exposer à périr au milieu des flots pour en retirer les malheureux qu'ils vont engloutir ? Il est peu d'exemples de la cruauté des marins, même envers leurs ennemis ; et l'on pourrait en citer beaucoup qui font honneur à leur générosité, à leur humanité.

Les affections morales de l'homme à la mer sont, en général, sédatives, ou plutôt débilitantes. La terre a disparu; il promène vaguement ses regards dans l'espace et sur la vaste étendue des eaux; il sent qu'il a quitté sa demeure naturelle. Séparé des êtres qui lui sont chers, il se voit hors de la société; l'immensité de l'univers l'accable; il se pénètre de la faiblesse et de la fragilité de son existence. Combien sa position lui paraîtrait affreuse, si l'espoir de retrouver bientôt cette terre, après laquelle il soupire involontairement, n'en adoucissait l'amertume!

Le régime du bord est essentiellement uniforme, et, par cela même, fastidieux : les mêmes actes se répètent chaque jour à peu près dans le même ordre; aucun objet nouveau, aucun incident agréable, ne vient solliciter l'attention ni exciter l'intérêt. Le défaut de sensation produit la langueur et l'apathie. Cependant l'homme le plus impatient ne peut suivre ici les mouvemens de sa volonté; il ne peut franchir l'étroite enceinte dans laquelle il est enfermé. Quelle déplorable situation que celle d'un vaisseau retenu sous la ligne par le calme! Les cataractes du ciel sont ouvertes et font pleuvoir sur l'équipage tous les maux à-la-fois. En vain il invoque les vents et même les tempêtes ; l'air, la mer, le navire, restent immobiles, et ne répondent pas à ses vœux.

La tristesse est un poison pour les équipages ; son antidote est la gaieté. Le soir, lorsque le temps est beau, on devrait accorder plus de liberté aux matelots, et les laisser jouir du gaillard d'arrière. Les instrumens de musique, la danse, les jeux, répandraient dans tout le bord le mouvement et la vie ; tous les cœurs s'ouvriraient à la joie ; les officiers exciteraient eux-mêmes les hommes les plus apathiques, et ne craindraient pas de compromettre leur autorité en prenant d'abord part à leurs divertissemens. Cette règle contient tout ce que l'hygiène navale peut enseigner de plus efficace pour prévenir l'ennui, le dégoût, en un mot les affections tristes qui énervent le courage et la vigueur des gens de mer. Jamais une flotte de vingt-cinq vaisseaux de ligne n'a peut-être eu moins de malades que celle commandée en 1798 par l'amiral Bruix. On devait craindre d'être à chaque instant attaqué par des forces ennemies bien supérieures ; mais on avait déjà réussi à tromper la vigilance de l'armée anglaise qui croisait devant Brest. La flotte française manœuvrait avec le plus grand ordre, et chaque capitaine inspirait à son équipage la confiance qu'il avait lui-même dans les talens du général. La presque-totalité des vaisseaux de cette armée ne perdit pas un seul homme dans le cours de cette brillante campagne, quoiqu'ils fussent tous plus que complétement armés. On doit sur-tout attribuer des résultats aussi heureux aux soins attentifs de l'amiral pour soutenir le moral des équipages, et aux occasions qu'il leur offrait lui-même de se livrer à la gaieté, en les laissant communiquer avec la terre, et en leur abandonnant le soir, lorsque la manœuvre le permettait, le gaillard d'arrière, qui était à l'instant transformé en une salle de danse et de jeux.

SECTION III.

De la Santé des Marins dans leur navigation près des côtes et dans les relâches.

C'est une chose étrange, qu'à la suite d'une campagne dans laquelle le marin a supporté beaucoup de privations et de fatigues, il paraisse au milieu des siens avec une sorte d'embonpoint qui a fait dire vulgairement que la mer engraisse. La briéveté du sommeil, l'influence de la nuit, contribuent sans doute à produire ce faux embonpoint, qui semble tenir plutôt de la bouffissure par la mollesse et l'étoilement de la peau. Cet état peut être considéré comme une prédisposition au scorbut, qu'il précède ordinairement; et, pour revenir à sa corpulence habituelle, l'homme éprouve souvent quelque dérangement dans sa santé. Tel est le fondement de cette pratique usitée par beaucoup de marins, qui, lorsqu'ils arrivent de la mer, se soumettent d'eux-mêmes à un traitement de précaution, quelquefois plus nuisible qu'utile.

Il a été observé depuis long-temps, et l'expérience journalière le confirme, que les vaisseaux qui croisent sur les côtes ont toujours un plus grand nombre de malades que ceux qui se tiennent au large ou qui ont à faire une longue traversée. On sait que les approches de la terre sont souvent funestes aux hommes attaqués de maladies graves, et particulièrement de scorbut, tandis qu'il semblerait que le contraire devrait avoir lieu. Il arrive même que des équipages qui n'ont que peu ou point du tout souffert des fatigues d'une longue navigation, sont tout-à-coup affligés de maladies plus ou moins dangereuses, pendant une relâche dans un lieu d'ailleurs salubre, et où l'on peut facilement se procurer de bons rafraîchissemens. Enfin un vaisseau qui reste au mouillage sur une rade quelconque, a communément plus de malades que s'il passait le même temps à la mer.

On conçoit que c'est pour l'homme une situation désagréable et fatigante que de voir souvent la terre sans pouvoir y descendre ; néanmoins cette circonstance n'est pas la cause principale des maladies auxquelles les marins sont sujets lorsqu'ils naviguent près de terre. Au voisinage des côtes, l'air est presque toujours plus chargé d'humidité qu'à de grandes distances au large. Une brume épaisse dérobe la vue de la terre au navigateur et lui indique en même temps sa présence. Je considère ce brouillard comme formé par la rencontre des deux atmosphères, et c'est de leur mélange que je fais dépendre les phénomènes que jusqu'à présent on a vaguement attribués aux approches de la terre. Il est certain que l'air de terre se répand en partie sur les eaux, dans une étendue plus ou moins grande. On est encore loin du rivage, et déjà l'on respire l'arome des végétaux qui couvrent la terre voisine. En passant le détroit de Gibraltar, j'ai trouvé l'air parfumé de l'odeur des orangers qui croissent sur la côte d'Afrique. Les mêmes émanations se font sentir en divers passages des Indes orientales et occidentales. Les molécules odorantes des végétaux ne sont pas les seules qui passent de la terre sur les eaux ; l'atmosphère de la mer se charge en même temps de toutes les vapeurs, de tous les atomes qui constituent l'immensité des émanations terrestres. Ces corpuscules si variés n'altèrent peut-être pas immédiatement la constitution chimique de l'air; mais que ne peut pas leur action combinée avec celle de l'humidité, qui n'est jamais plus pernicieuse que lorsqu'elle sert à-la-fois d'excipient et de véhicule à des matières aériformes d'une nature étrangère! En effet, ces substances, attaquées d'abord par l'eau de l'atmosphère, doivent aussi changer quelqu'une des propriétés du fluide respirable. Quoi qu'il en soit, l'influence plus nuisible de l'air qu'on respire sur la mer, à peu de distance des côtes, paraît provenir sur-tout de ce qu'il est modifié d'une manière quelconque par les émanations terrestres dont il est alors chargé.

Après une longue navigation, les approches du port, l'idée de revoir bientôt ses amis, sa famille, font éprouver aux marins les sensations les plus agréables et les plus vives; mais la joie et l'espérance qui succèdent tout-à-coup à la tristesse et au découragement, peuvent occasionner une émotion assez forte pour achever d'anéantir les forces vitales, déjà très-affaiblies. Telle est vraisemblablement la cause de la mort qui frappe brusquement les scorbutiques aux approches de la terre. Tandis que toutes les facultés sont exaltées par les passions qui les agitent, le système vasculaire trop affaibli ne peut supporter une augmentation d'action si subite et si considérable.

C'est une opinion émise par Aristote, et qui s'est maintenue jusqu'à nous, que le plus grand nombre de malades meurent pendant le reflux ou pendant que la mer descend. On voit que cette idée se rattache à l'influence que la lune peut exercer sur nous. D'après les observations du docteur Balfour, il n'y aurait pas à douter de l'action de cette planète sur la marche de différentes maladies, et particulièrement des fièvres intermittentes qui règnent dans l'Inde (*Biblioth. Britannique*, t. XXXIX, p. 303).

Cependant M. Deslandes, dans son Essai sur la marine des anciens, a prouvé par l'expérience le peu de fondement de l'opinion d'Aristote. Les religieux de la Charité qui desservaient l'hôpital de Brest, ayant bien voulu, à sa prière, noter avec exactitude le moment précis où mouraient les malades qui leur étaient confiés, il a trouvé, par le dépouillement du registre tenu à cet effet pendant les années 1727, 1728 et les six premiers mois de 1729, qu'il était mort de flot deux hommes de plus que de jusant. Il avait encore prié un des médecins du Roi de faire les mêmes observations à Rochefort dans l'hôpital de la marine; le résultat fut le même qu'à Brest. Enfin on observa dans les hôpitaux de

Quimper, de Saint-Paul-de-Léon et de Saint-Malo; que les malades y mouraient également de flot et de jusant.

Les vaisseaux qui naviguent au large ont ordinairement peu de malades; ce qui dépend en partie de ce que les marins y vivent d'une manière mieux réglée qu'à terre ou que dans leurs propres familles. Les heures des repas sont marquées, la quantité des alimens et des boissons est déterminée; ils ne peuvent se livrer aux excès de l'intempérance. Si l'ordre et la propreté règnent à bord, les maladies n'y seront pas plus fréquentes ni plus dangereuses que dans la plupart des villes.

C'est donc dans les relâches, lorsqu'on descend à terre, ou lorsqu'on communique avec des navires malsains, qu'on voit paraître des maladies qui peuvent devenir meurtrières. Il faut conclure de ces observations que les officiers commandans doivent, autant que leurs instructions le permettent, s'éloigner plutôt des côtes que de s'en trop rapprocher; qu'il vaut mieux tenir la mer, lorsque cela est possible, que de faire de trop fréquentes relâches; et qu'il faut éviter de rester long-temps à l'ancre, puisque les malades sont comparativement en plus grand nombre au mouillage qu'à la voile.

L'eau et le bois sont d'une grande importance

sur les vaisseaux, et la nécessité de s'en procurer oblige souvent d'aller mouiller au rivage le plus voisin. Dans une telle occurrence, les marins que l'on envoie à terre, doivent revenir le soir à bord. Trop d'exemples ont prouvé qu'il est des côtes tellement insalubres, que des hommes qui n'y avaient passé qu'une seule nuit, y ont été frappés des maladies les plus dangereuses. En descendant sur une terre inconnue, il faut donc se munir de tout ce qui est nécessaire pour se mettre à couvert sous des tentes, dans la crainte qu'on ne puisse retourner le soir au vaisseau. On évitera le voisinage des marais et des forêts épaisses, où l'air ne se renouvelle pas, et où séjournent des vapeurs insalubres. Les tentes seront placées sur un terrain sec, et de manière que leur ouverture regarde la mer, parce qu'on recevra de ce côté un vent plus frais et plus pur que celui qui, venant de l'intérieur des terres, peut entraîner avec lui des émanations malfaisantes. On ne souffrira pas que les matelots se couchent sur le sol, dans des grottes, ou des creux de rocher : mais on les obligera de passer la nuit dans leurs hamacs, élevés de terre de plusieurs pieds, soit en les suspendant à des arbres, soit de toute autre manière. Si l'on n'a pas de tentes, des couvertures ou des nattes formeront au-dessus d'eux une espèce de toit, qui empêchera la pluie de les mouiller dans leur lit. Enfin on entretiendra des feux allumés pendant la nuit, pour écarter les insectes et autres animaux nuisibles, et pour corriger les mauvaises qualités de l'air. Il faut éviter, autant que possible, d'embarquer du bois vert et pris sur des terrains humides et marécageux. Ce bois répand dans l'intérieur des vaisseaux des exhalaisons parfaitement semblables aux effluves des marais, et peut donner lieu aux maladies qui proviennent de cette cause. Le bois que l'on vient de couper recèle quelquefois des insectes qui sont ensuite d'une grande incommodité sur les vaisseaux. Le conseil donné par M. le capitaine Fleuriau, d'écorcer le bois et de le passer au feu, remédierait à-la-fois au double inconvénient que je viens d'indiquer.

S'il est des pays assez malsains pour qu'il soit dangereux d'y débarquer pendant certaines saisons de l'année, il suffit souvent de se tenir à une assez petite distance de la côte, pour éviter les maladies endémiques ou épidémiques, qu'on ne manquerait pas de contracter en communiquant avec la terre. Pendant que les fièvres et la dysenterie, dit Pringle, exerçaient les plus grands ravages parmi les troupes débarquées, les vaisseaux de l'amiral Mitchell, mouillés entre le Sud-Beveland et l'île de Walcheren, étaient absolument exempts de toute maladie. Les opérations des Anglais dans l'Escaut, en 1809, présentent encore les mêmes résultats : dans tout ce qui a été publié de cette expédition, on ne voit pas que les marins aient eu beaucoup à souffrir de la maladie, et l'on sait que l'armée de terre a perdu un très-grand nombre d'hommes, moissonnés par des fièvres que l'on a considérées comme rémittentes. Les garnisons françaises dans ces îles, pendant l'occupation de la Hollande, ont aussi éprouvé des pertes considérables, quoique pendant le même temps il n'y eût que peu de malades dans les équipages de l'armée navale à l'ancre devant Flessingue. Une différence aussi frappante dans la santé des soldats et des marins fit naturellement concevoir l'idée de placer les troupes de la garnison sur des vaisseaux, au moins pendant la saison des fièvres. On pourrait aussi établir des hôpitaux flottans à une certaine distance du rivage, dans les Antilles, lorsqu'il y règne une maladie épidémique ou contagieuse.

En général, il est constant que les maladies fébriles guérissent plus facilement à bord qu'à terre dans les climats chauds. La raison en est simple : c'est que, les causes de ces maladies étant alors locales, elles ne peuvent que s'aggraver lorsqu'on reste soumis à leur action, tandis qu'on l'évite, pour ainsi dire, en changeant d'atmosphère, c'est à-dire, en retournant à bord. Cependant le scorbut, la fièvre jaune et la dysenterie, sont des maladies qui exigent que, dans les relâches, on transporte, s'il est possible, dans les hôpitaux, les hommes qui en sont atteints. Les ulcères et la salivation des scorbutiques altèrent promptement l'air des entre-ponts, sur-tout pendant la nuit; tandis que l'exercice qu'ils peuvent prendre à terre accélère leur rétablissement. Il faut au moins soustraire à la vue des marins, sur les vaisseaux, le triste spectacle que leur présenteraient leurs compagnons frappés à mort par la fièvre jaune. Quoique la dysenterie ne me paraisse pas contagieuse par sa nature, elle peut le devenir sur les vaisseaux, plus facilement encore que dans les armées de terre, qui la répandent dans les pays qu'elles traversent. Mais la difficulté de nettoyer ou de remplacer à bord les effets de l'infirmerie, bientôt infectés et détériorés par les déjections des dysentériques, oblige à débarquer et à mettre sans délai aux hôpitaux cette classe de malades.

Toutes les nations maritimes ont, pour le grand intérêt de la sûreté publique, adopté la sage précaution de s'assurer de l'état de salubrité des vaisseaux qui arrivent de la mer, avant de les admettre à communiquer avec la terre. Pourquoi les marins ne chercheraient-ils pas eux-mêmes à connaître d'avance s'ils peuvent impunément débarquer dans les pays où ils abordent ! Combien cet acte de prudence ne peut-il pas soustraire de victimes à une mort presque inévitable ? Dans l'état de guerre, il est des circonstances qui peuvent exiger qu'on ne s'arrête pas à de telles considérations : mais, en temps de paix, on peut user de plus de réserve ; et la crainte de compromettre l'existence de son équipage doit toujours éloigner un capitaine d'entrer, sans une indispensable nécessité, dans un port ravagé par la peste ou par la fièvre jaune.

Lorsqu'un vaisseau arrive à sa destination, ou qu'il revient au port après avoir rempli sa mission, l'endroit du mouillage est presque toujours déterminé par des considérations purement nautiques. On aime à se placer près de terre : la protection de la côte, qui peut garantir de la force du vent, le prolongement d'une pointe qui forme une anse où la mer est plus calme, sont, il est vrai, des avantages dont on peut vouloir profiter ; mais il faudrait avoir égard aux circonstances topographiques, dont l'influence est si grande sur la santé des équipages. On conçoit, par exemple, que dans les climats brûlans, dont on a déjà peine à supporter la température atmosphérique, il est de la plus grande imprudence d'aller mouiller trop près des mornes où des rochers dépouillés de verdure, qui augmentent prodigieusement la chaleur en la réfléchissant. Au lieu de s'enfoncer trop avant dans un vallon où la chaleur se concentre, il est préférable de se tenir un peu éloigné du rivage et dans une situation qui permette aux équipages de jouir d'un air libre et soumis à tous les mouvemens dont l'effet est de le rafraîchir.

Si la plage est marécageuse, couverte d'eaux stagnantes, les vapeurs qui s'en élèvent, dirigées par les vents contre les vaisseaux, ne tardent pas à faire naître des maladies funestes. Tout invite à fuir ces lieux malsains, à choisir un autre mouillage, ou à se tenir autant au large qu'il est possible. Forcé de rester dans une position aussi insalubre, on doit alors mouiller le vaisseau de manière qu'il présente le côté au vent. Dans cette situation, les sabords étant fermés, les vapeurs malfaisantes passent par-dessus le bord, sans s'y arrêter, tandis que, lorsqu'on est mouillé, le vent en proue, toutes les émanations que fournit la terre voisine, pénètrent dans le vaisseau, parcourent les ponts d'une extrémité à l'autre, et peuvent produire sur l'équipage une impression pernicieuse. Enfin, si l'on ne pouvait mettre en travers, il resterait encore une ressource, celle de masquer l'avant du vaisseau par des voiles telles que la civadière, la misaine, &c. pour opposer une barrière aux vapeurs qu'exhalerait le rivage. Ces voiles agiraient alors comme un masque dont on se sert pour empêcher que le vent ne pousse la fumée des cuisines vers le gaillard d'arrière.

Les maladies, dans certaines relâches, doivent encore être attribuées à la chaleur produite par la réflexion des rayons solaires, que répercute le sol calcaire, sablonneux, ou le cailloutage, qui borde la mer en beaucoup d'endroits, et à l'influence du serein, d'autant plus dangereux que le climat est plus chaud. Il arrive aussi que le nombre des malades est parfois considérable dans des pays, des havres, d'ailleurs très-sains, et où la chaleur est même modérée. La maladie est alors presque toujours due à l'intempérance des marins et aux excès de tout genre auxquels ils se livrent, et que feraient excuser, s'il était possible, les privations qu'ils ont eues à supporter et celles qu'ils s'attendent à supporter encore. Il est pourtant une autre circonstance qui ne contribue pas peu à augmenter le nombre des malades. Lorsque le vaisseau est à l'ancre, presque tous les hommes de l'équipage sont couchés en même temps : un petit nombre seulement veille sur le pont pendant la nuit. Tous ces corps, pressés les uns contre les autres, sont bientôt enveloppés d'une atmosphère chargée d'exhalaisons animales. On imagine aisément combien un air aussi vicié, et qui n'est pas renouvelé, doit être malfaisant. A la mer, au contraire, la moitié de l'équipage étant de service pendant que l'autre moitié se livre au repos, celle-ci jouit à elle seule de tout l'entre-pont et de tout le volume d'air qu'il peut contenir.

Rien n'égale la triste position du marin pendant une longue station sur les rades de la zone torride. Exposé à tous les feux d'un soleil dévorant, il ne peut résister à une cause aussi destructive. La maladie multiplie ses victimes; et, après quelques mois d'une situation si pénible, l'équipage est considérablement affaibli, et souvent on est réduit à le renouveler en entier. L'atmosphère brûlante des régions équatoriales est en même temps saturée d'humidité. Cette constitution atmosphérique est appelée pourrissante, dénomination qui lui est justement acquise par la promptitude avec laquelle la pourriture s'empare des substances animales. La constitution chaude et humide de l'air est si funeste à la santé et à l'existence de l'homme, que ses effets paraîtraient dépendre d'un mode d'action qui ne serait pas encore bien connu. La raréfaction des solides et des humeurs, l'affaiblissement qui en est la suite, ne rendent qu'imparfaitement raison des phénomènes que cet état produit. Le fluide respirable, alors moins dense, doit aussi contenir relativement une moindre quantité d'oxigène; mais ce qui est bien certain, c'est que l'air saturé d'humidité est tellement conducteur de l'électricité, qu'il en dépouille tous les corps qu'il environne. Cependant, quelle que soit la nature du principe électrique, tout annonce qu'il concourt directement au maintien de l'excitabilité et de la force vitale dans les animaux. Or c'est à la faculté conductrice de l'humidité répandue dans l'air, qu'il faut attribuer le défaut d'action des machines électriques dans les plaines et dans les terrains bas des Antilles, tandis que la foudre gronde et éclate si fréquemment sur le sommet des mornes.

Si l'excessive humidité des pays situés entre les tropiques est en général funeste à l'existence de l'homme, et sur-tout de l'Européen, elle n'est pourtant pas inutile sous d'autres rapports. Sans elle la chaleur serait intolérable et la terre stérile; mais des brises rafraîchissent l'atmosphère, et des pluies fréquentes entretiennent la fécondité du sol. Les ouragans souvent terribles qui se font sentir, à certaines époques, dans les Antilles, procurent au moins cet avantage d'agiter, de renouveler l'air et d'en changer les qualités nuisibles. On a vu plusieurs fois des épidémies meurtrières disparaître, et des maladies opiniâtres se guérir instantanément, après ces violentes commotions de l'atmosphère.

Dans les pays insalubres, où les vents de terre, après avoir traversé de vastes déserts formés par des monceaux de sable, ne sont plus, à bien dire, qu'un souffle brûlant qui frappe les animaux de suffocation, on sent combien il importe de chercher à atténuer les dangereux effets de leur action sur le corps humain. Il est telle position dans laquelle un vaisseau ou une flotte a moins à souffrir de cette cause, et l'on ne peut douter que plus on est loin de la côte, plus aussi les vents perdent de leur chaleur étouffante en passant sur les eaux. On doit alors tenir les sabords fermés du côté qui regarde la terre; ceux du large doivent rester ouverts pendant le même temps. Quand la brise souffle du côté de la mer, il faut exécuter les dispositions contraires à celle-ci, et d'autant plus promptement que son souffle est plus fort, et, par conséquent, plus froid; car on n'ignore pas combien ce changement subit dans l'état de l'atmosphère est lui-même funeste à la santé.

Il arrive souvent que les malades qui passent des Antilles en Europe, sont à peine en mer, que déjà ils éprouvent un mieux sensible; et il n'est pas rare de les voir délivrés, dans la traversée, des maladies dont ils auraient vainement attendu la guérison dans les climats chauds. Ces rapprochemens me persuadent qu'on ne peut rien faire de plus avantageux pour la santé des équipages, que d'appareiller de temps en temps pour louvoyer à quelque distance du mouillage. Je ne doute pas que ces exercices ne soient très-salutaires aux matelots, et que ce ne soit aussi le moyen le plus sûr de bien aérer le vaisseau. Cette mesure peut être plus facilement et plus souvent exécutée par des bâtimens légers, ou seulement de moyenne force, tels que des corvettes et des frégates; ils sont d'ailleurs beaucoup plus sains, et l'on a observé que, dans une armée navale en proie à une épidémie, ils en sont quelquefois tout-à-fait exempts, ou n'ont qu'un nombre de malades bien moins considérable. Ils doivent cet éminent degré de salubrité à ce que les individus y sont moins entassés, à ce que l'air y pénètre et y circule avec plus de liberté, et à la facilité plus grande d'y maintenir une exacte propreté. Des motifs aussi puissans doivent les faire préférer aux vaisseaux de ligne, dans le choix des bâtimens destinés en temps de paix aux stations de nos colonies.

La chaleur qui règne à bord dans certains cas, sur-tout lorsque le vaisseau est à l'ancre, demande aussi qu'on s'occupe des moyens de la modérer et de produire quelque fraîcheur : dans cette intention, on met de l'eau dans les bailles de combat, et on la renouvelle tous les matins. On *tente* le vaisseau pour se procurer de l'ombre, et, si le temps est sec, on rafraîchit l'air en arrosant la tente. On pourrait aussi répandre une quantite modérée d'eau douce sur le pont et dans la seconde batterie. Il serait utile de faire en même temps des aspersions de vinaigre dans le faux-pont et dans la batterie basse. J'ai déjà condamné l'usage de jeter de l'eau à plein seau, comme on le fait communément, cette manœuvre ne pouvant que rendre l'air de l'intérieur du navire humide et chaud à-la-fois, et la réunion de ces deux causes étant si préjudiciable à la santé de l'homme : mais, si l'eau est divisée, si elle ne tombe qu'en gouttelettes, alors elle n'humecte pas trop et rafraîchit sensiblement l'air et le vaisseau, parce qu'en s'évaporant presque aussitôt, elle emporte avec elle la matière de la chaleur. On sait aussi que l'eau est susceptible d'absorber et de dissoudre certains gaz qui peuvent communiquer à l'air des qualités nuisibles. Deux novices suffisent pour l'opération que je conseille ici, et qu'ils répéteraient plusieurs fois dans le jour. A cet effet, on mettrait à leur disposition des arrosoirs à peu près semblables à ceux dont se servent les jardiniers. On peut encore employer à cet usage la pompe à incendie, en lui adaptant un tuyau qui, au lieu de se terminer par une seule ouverture, serait percé à son extrémité de plusieurs trous d'un moindre diamètre pour que l'eau pût, en sortant, se partager en divers filets.

Les vêtemens ont pour objet de garantir l'enveloppe cutanée de l'impression nuisible des agens extérieurs, et de s'opposer à la trop grande déperdition du calorique; mais ils ont en même temps l'inconvénient de retenir à la surface du corps la matière de la transpiration, qui est un véritable excrément dont les qualités deviennent de plus en plus nuisibles. Cette simple observation fait bien sentir la nécessité de changer souvent de linge, et même d'habit; de faire un usage plus ou moins fréquent des bains, selon le climat, la saison, et l'état de la température; en un mot, de ne négliger ni sur soi, ni autour de soi, les précautions qu'exige la propreté.

Je crois qu'en général les Européens se couvrent trop légèrement dans les climats chauds, et notamment dans les Antilles. Les ouragans, les météores aqueux, les brises, la fraîcheur humide du matin et du soir, suffisent pour rendre inconstante et variable la température de ces climats, et pour donner lieu aux rhumatismes, aux pneumonies, aux dysenteries, &c. On conçoit que des vêtemens minces et légers sont bien peu propres à défendre de ces révolutions subites de l'atmosphère, des hommes dont la peau est encore raréfiée et couverte de sueur par la grande chaleur qu'ils viennent d'éprouver. C'est à tort qu'on rejette les habits de drap ; ils ne paraissent trop lourds que parce qu'on veut les adapter à la configuration des membres, et que, pour faire ressortir les formes, on les rend trop étroits. Ce n'est pas ainsi que s'habillent les naturels des pays chauds, tels que les Indiens, les Persans, les Turcs, &c. Leurs vêtemens sont larges et libres; ils forment des plis, des ondulations; ils se drapent élégamment autour du corps. Au reste, la fraîcheur des habits ne tient pas autant à la légèreté de leur tissu qu'à leur ampleur : ils sont très-chauds, quoique minces, si, par leur étroitesse, ils exercent une pression suffisante pour gêner les mouvemens et la circulation. Au contraire, on les trouve légers et frais, quoique plus épais dans leur tissu, si, par leur ampleur, ils laissent aux parties toute leur liberté, et permettent au calorique qui se dégage du corps de se répandre dans l'atmosphère.

Les marins doivent être pourvus d'une quantité d'effets suffisante pour en changer, lorsqu'ils sont mouillés, et toutes les fois que le besoin l'exige. C'est sur-tout dans les campagnes de découvertes qu'il faut tout accorder aux moyens de protéger la santé des équipages. La température des Antilles étant très-variable, il est nécessaire que le matelot soit, autant que possible, vêtu de manière à supporter les vicissitudes de l'atmosphère. Il lui faut, à cet effet, une vareuse ou un gilet, et une culotte longue en toile forte et serrée, qu'il porterait en surtout, et sous lesquels il pourrait avoir un vêtement plus ou moins léger, suivant l'état de l'atmosphère. La toile était autrefois une des parties essentielles de l'habillement du marin, et je vois avec peine qu'on en abandonne insensiblement l'usage. Les chaloupiers et canotiers devraient au moins être tous pourvus des objets dont je viens de parler, pour être garantis des pluies abondantes auxquelles ils sont exposés dans les trajets fréquens du vaisseau à la terre et de la terre au vaisseau. En arrivant à bord, ils quitteraient ce surtout, et le reste de leur vêtement serait sec, particulièrement si la toile était imprégnée de quelques substances propres à la rendre imperméable à l'eau, procédé maintenant très-connu. Si l'on avait sur chaque vaisseau une certaine quantité de gilets et de culottes en toile, ce serait, dans bien des cas, une ressource précieuse.

Le changement de climat est, pour l'homme en général, et particulièrement pour le marin, une source de maladies très-graves. Celles dont l'explosion a eu lieu dans les régions torrides, s'adoucissent et disparaissent même quelquefois aux approches de la zone tempérée. Néanmoins le passage des pays chauds aux climats froids peut aussi faire éclore tout-à-coup des affections morbides plus ou moins fâcheuses, telles que des catarrhes, des fluxions de poitrine, des rhumatismes, des fièvres, le scorbut, &c. La cause et la nature de ces maladies indiquent assez combien il est utile de prémunir alors les marins contre les impressions du froid, en leur faisant prendre de bonne heure des vêtemens plus épais et plus chauds, en diminuant la longueur des quarts de nuit, et en distribuant le matin à l'équipage quelque préparation chaude, comme du thé, du café, du gruau, &c. Si l'on devait naviguer dans des climats très-froids, il serait indispensable d'embarquer un ou deux poêles, que l'on établirait dans l'entre-pont ; à moins que la cuisine, placée dans l'intérieur du vaisseau, n'y répandît elle-même assez de chaleur. Si le froid était assez rigoureux pour empêcher d'ouvrir les sabords, on pourrait les fermer avec des châssis garnis d'étamine, qui offriraient le grand avantage de livrer en même temps passage à la lumière.

Dans les campagnes du Nord et dans les voyages de découvertes, il est nécessaire d'avoir à bord des hardes en magasin, pour en donner à ceux qui en seraient dépourvus. On embarquera aussi des capots ou cabans, des bas, des gants, des bonnets de laine ou autre coiffure analogue, et l'on donnera une paire de bottes, dont le retroussis ira jusqu'à mi-cuisse, au moins aux chaloupiers et canotiers, que leur service oblige souvent d'entrer dans la mer (1). Cette chaussure ne contribuera pas peu à les garantir des affections catarrhales, rhumatismales, dysentériques, &c.

Il faut empêcher que les hommes qui ont été mouillés pendant la nuit en faisant le quart, ne se couchent en cet état, et les obliger à quitter leurs vêtemens humides et à prendre du linge sec. Pour

(1) M. le gouverneur des îles Saint-Pierre et Miquelon a été autorisé à donner une capote et une paire de bottes aux marins des bâtimens du Roi dans cette station.

leur en faciliter les moyens, il est nécessaire d'allumer des fanaux dans l'entre-pont, de distance en distance. Cette opération doit être surveillée par les officiers-mariniers, qui en rendent compte à l'officier commandant le quart. On peut, sur les vaisseaux français, faire sécher dans le four les effets de l'équipage qui ont été pénétrés par la pluie. Il ne serait pas sans doute impossible de donner une plus grande extension à cette ressource, soit en augmentant les dimensions du four, soit en améliorant ses dispositions; aujourd'hui sur-tout que l'eau, contenue dans des caisses en fer, occupe à bord un moindre espace et permet d'embarquer une plus grande quantité de bois, on pourrait quelquefois chauffer le four, dans la seule intention que je viens de proposer. Il y aurait bien aussi quelque parti à tirer, sous ce rapport, de la chaleur des cuisines, et l'on devrait aussi se proposer dans leur construction un but aussi utile.

On peut profiter des relâches pour donner des soins encore plus particuliers à la propreté du vaisseau; c'est alors qu'il convient de visiter et de nettoyer la cale. Les sacs et les hamacs seront portés sur le pont, et on en retirera les objets qu'ils contiennent pour les secouer et les battre en plein air. Les effets des malades et ceux de l'équipage seront en même temps lavés à l'eau douce, soit à terre, soit à bord. Il importerait beaucoup à la santé des marins qu'ils pussent aussi laver leurs effets à bord lorsqu'on est à la voile. La difficulté de faire sécher les tissus imbibés d'eau de mer est sans doute une des causes qui empêchent d'avoir assez souvent recours à ce grand moyen de propreté. Dans certaines marines, dit-on, on embarque des femmes, qui sont particulièrement occupées de ce soin : cela ne serait peut-être pas sans inconvéniens sur les vaisseaux français ; mais il serait facile de les remplacer par un ou deux hommes, exclusivement destinés à lessiver le linge et les effets de l'équipage. Le réglement du 1.er janvier 1786 (art. 28) prescrit à ce sujet d'excellentes dispositions ; il est ainsi conçu : « Il sera établi près de chaque bossoir » une grande baille, dans laquelle les matelots » pourront laver leur linge à l'eau douce, autant » que la nature de la campagne et la quantité d'eau » embarquée pourront le permettre. Les capitaines » de vaisseau donneront des ordres de recueillir » l'eau de pluie pour l'employer à cet usage. Ces » mêmes bailles, dans les pays chauds, pourront » servir de baignoires. » Comme il répugne toujours d'employer à un autre usage l'eau douce embarquée pour la boisson et la préparation de la nourriture des équipages, il serait fort à desirer de pouvoir, dans ce cas, se servir avec plus de succès de l'eau de mer elle-même. L'addition d'une certaine quantité de soude dans l'eau marine peut, en décomposant le muriate calcaire, favoriser la dissolution du savon, et disposer les étoffes à se sécher plus facilement, parce qu'elles ne retiendraient plus la même quantité de ce sel, qui a tant d'affinité pour l'humidité de l'atmosphère. L'eau marine deviendrait ainsi plus propre au blanchissage des effets de l'équipage. On pourrait encore, d'après les mêmes principes, préparer un savon particulier pour laver à bord. MM. Donavan (Jeremiah esq.) et Church (John), savonniers, ont obtenu, en Angleterre, des lettres patentes pour la fabrication d'un savon qu'on peut employer avec de l'eau de mer et de l'eau de puits. (*Voyez* le Bulletin de la Société d'encouragement pour l'industrie nationale, 13.e année.) Il serait au moins convenable d'embarquer, avant le départ, une certaine quantité de savon ordinaire, proportionnée à la durée de la campagne et à la force de l'équipage.

La propreté est sur-tout nécessaire aux marins, et il ne faut à bord que quelques hommes malpropres pour faire éclore les plus funestes maladies. Les matelots, ou du moins les novices et les mousses, devraient avoir les cheveux coupés; on les obligerait à se laver la bouche tous les matins avec un mélange d'eau et de vinaigre, que contiendrait un petit charnier placé à cet effet sur le gaillard d'avant. Les marins seraient rasés et changeraient de linge le jeudi et le dimanche. Plusieurs capitaines portent aujourd'hui l'attention jusqu'à faire chaque matin l'inspection des hommes de leur équipage, pieds nus, col ouvert et manches retroussées. Cette active surveillance contribue beaucoup à faire naître le goût et l'habitude de la propreté, et celle-ci est toujours la compagne de la sobriété, de la régularité et de la subordination.

Les bains de mer ne sont pas seulement propres à nettoyer la surface du corps et à entretenir la transpiration; en modérant les effets de la chaleur atmosphérique, ils fortifient tout l'organisme, et, en particulier, le système digestif. Je les crois aussi très-utiles pour prévenir les maladies des pays chauds, et même celles qui seraient susceptibles de se transmettre par contagion. Lors donc que la température est très-élevée, il faut procurer aux marins l'occasion de se baigner, soit en plaçant des bonnettes le long du bord, soit en établissant près de chaque bossoir une grande baille que l'on remplira d'eau de mer. On empêchera que les matelots ne se baignent étant en sueur, ou trop tôt après le repas, ou s'ils étaient atteints de quelque maladie cutanée, à moins que le bain ne leur fût prescrit par le chirurgien comme moyen de guérison. Il convient aussi d'avoir à bord une ou deux baignoires pour l'administration des bains tièdes, dans les cas où ils seraient jugés nécessaires.

Il est malsain de manger dans l'entre-pont lorsque les sabords sont fermés, et sur-tout s'il règne dans le vaisseau une maladie de mauvais caractère. Les bouillons, les viandes, et en général les alimens, y répandent des vapeurs chaudes et nauséabondes qui se dissipent ensuite avec peine. C'est par la même cause que, dans les hôpitaux, l'atmosphère des salles est si désagréable à l'heure des distributions.

Comme il arrive quelquefois que les matelots ne font pas connaître assez tôt le mauvais état de leur santé, le chirurgien doit s'attacher à étudier leurs physionomies, et à interroger ceux dont les traits lui paraîtraient altérés; c'est ainsi qu'il pourra pressentir les dispositions de l'équipage à des maladies sporadiques ou épidémiques, et que, par des secours ou des conseils donnés à temps, il parviendra à les arrêter dès leur origine.

Un des effets les plus pernicieux des climats

chauds et humides, c'est de provoquer des sueurs excessives, qui épuisent les forces, affaiblissent spécialement le système cutané, et en même temps les organes de la digestion. De là, les coliques, les choleras, les diarrhées, les dysenteries, maladies si communes et si fatales à l'homme dans ces régions insalubres. Trouver le moyen de modérer l'influence de cette constitution atmosphérique et de réprimer les pertes énormes qu'elle occasionne par la transpiration, ce serait sans doute avoir beaucoup fait pour soustraire les Européens aux maladies qui les menacent, et pour les conserver en santé. Ici, comme par-tout, la nature doit être notre guide : elle n'a pas donné une peau blanche et délicate aux indigènes de ces climats; chez eux, l'enveloppe extérieure est noire, basanée, olivâtre, cuivreuse : non-seulement le corps muqueux paraît en effet sécréter une humeur noire ou d'une couleur plus ou moins foncée, mais la peau elle-même est constamment lubrifiée à sa surface par une liqueur grasse et comme huileuse. C'est probablement à cette organisation du système dermoïde que ces peuples doivent le privilége de supporter les travaux les plus rudes, sous les rayons d'un soleil dévorant. Cependant on les voit encore s'occuper d'ajouter à ces dispositions innées : ceux-ci se couvrent le corps de diverses matières colorantes; ceux-là l'enduisent de quelque substance grasse, comme l'huile de coco, &c. On a loué l'efficacité des frictions huileuses pour garantir de la contagion; mais on objectera peut-être qu'en bouchant les pores de la peau, elles doivent s'opposer à la libre issue de l'humeur transpiratoire. Ce ne serait pas là un inconvénient; ce serait, au contraire, une indication qu'il faudrait s'efforcer de suivre, puisqu'on ne peut se dispenser de regarder les sueurs immodérées comme des causes prédisposantes de toutes les maladies qui attaquent les Européens sous les tropiques et la zone torride.

Le canal alimentaire participant toujours à l'état de l'enveloppe extérieure, la digestion est une des fonctions qui, dans les climats chauds, souffrent les plus grands dérangemens. Les indigestions y sont fréquentes et dangereuses : la plus légère imprudence suffit pour y donner lieu pendant la convalescence; et alors les malades se rétablissent très-difficilement, ou éprouvent des rechutes le plus souvent funestes. Tout invite à préférer dans les colonies une nourriture légère et essentiellement végétale. Je conviendrai qu'elle fournit moins de sucs nutritifs que les animaux; mais aussi c'est en cela que je fais consister une partie de ses avantages. On a regardé l'Européen qui arrive dans les îles, comme étant dans un état de turgescence humorale, dont la chaleur excessive détermine des conséquences fâcheuses par la raréfaction et l'espèce d'exaltation qu'elle occasionne dans la masse des fluides. Si l'on fait dépendre ces désordres de l'état des solides, les forces vitales, portées tout-à-coup au plus haut degré par la chaleur du climat, ne pourront résister à l'action constante d'un stimulant aussi énergique. Il est donc vrai qu'il faut, ou corriger l'exubérance des humeurs, ou diminuer la trop grande excitabilité de l'organisme : mais on aurait tort de conseiller ici la saignée, parce que la déplétion qu'elle opère est trop subite, et que la débilitation qui la suit est déjà un premier degré des maladies qu'on veut éviter (1). Une nourriture moins abon-

(1) Si je crois devoir blâmer l'usage des saignées de précaution, à l'arrivée des Européens dans les Antilles, il ne faut pas croire que je méconnaisse leur utilité dans le traitement des maladies dont ils peuvent ensuite être attaqués. Tel chirurgien, par exemple, a très-bien décrit une dysenterie inflammatoire dont le malade est mort sans avoir été saigné. Les déplétions sanguines paraissent également indispensables au début de la fièvre jaune ; mais la manière de tirer du sang doit sans doute varier suivant le siége de l'irritation ou de la congestion. Une violente céphalalgie, la rougeur de la face, des

dante, tirée du règne végétal, amènera graduellement et plus sûrement les modifications que doit éprouver la constitution des individus.

Nous attribuons trop souvent à l'ignorance, au caprice des législateurs ou à des idées superstitieuses, les habitudes que nous voyons régner en certains pays, parce qu'elles sont différentes des nôtres. Si nous n'étions pas aussi persuadés de notre supériorité, et que nous voulussions examiner avec moins de prévention les coutumes des autres peuples, nous serions souvent forcés de convenir que ces pratiques qui nous étonnent, ont pour la plupart un but réel d'utilité, et sont même quelquefois d'une nécessité que commande impérieusement la nature des lieux qu'ils habitent. Il paraît, en général,

---

yeux, &c., exigera la saignée, ou au moins l'application des sangsues ou des ventouses scarifiées aux tempes, au cou, à la nuque. Si l'organe respiratoire est principalement affecté, nul doute qu'il ne faille préférer la lancette; tandis que les accidens qui annoncent l'irritation ou la phlegmasie de la muqueuse gastrique, indiqueront la nécessité d'opérer le dégorgement local des capillaires sanguins par les sangsues ou par les ventouses scarifiées. La douleur lombaire, parfois si atroce et d'un si mauvais présage, me semble réclamer la même médication. Ainsi l'on poursuivrait en quelque sorte l'irritation dans les différens siéges qu'elle pourrait affecter, soit essentiellement, soit par une influence sympathique. La marche très-rapide de cette maladie et l'explosion presque subite des accidens commandent une égale célérité dans l'emploi primitif des antiphlogistiques.

que, dans les climats très-chauds, l'homme tire plutôt sa nourriture des productions végétales que de la chair des animaux. L'exemple des Européens ne décidera probablement jamais les Indiens à préférer la viande au lait, aux fruits, aux graminées, &c. Le nègre lui-même, qui, dans nos possessions coloniales, se livre, sous un ciel de feu, aux travaux les plus pénibles, n'est pas moins tempérant. Des fruits, des légumes, quelques fécules, composent presque toute sa nourriture. Rien ne prouve mieux les avantages que peut procurer aux individus qui vont habiter ces contrées, une nourriture peu abondante, fournie principalement par les végétaux. Si l'on fait attention aux changemens qui s'opèrent dans la constitution des Européens, pour s'accommoder à l'influence du ciel dans les régions torrides, on verra qu'ils perdent leur embonpoint, leur coloris brillant, qu'ils éprouvent dans leurs forces physiques une diminution sensible. On a depuis longtemps observé que ceux qui partent d'Europe dans ces dispositions, ont moins à craindre que les hommes d'une complexion plus robuste. La débilitation semble donc une condition nécessaire de l'acclimatement; et nous sommes assez insensés pour vouloir faire plier à nos goûts les lois que nous impose un climat aussi rigoureux, en y portant les habitudes et la manière de vivre que nous suivons en Europe !

Il serait sans doute plus difficile de nourrir les marins et les militaires dans les colonies, seulement de végétaux : mais une plus grande consommation en augmenterait bientôt les quantités dans des proportions suffisantes ; en attendant, on pourrait les mêler en partie aux substances animales qui composent la ration. Tous ceux qui jouissent de quelque aisance peuvent au moins se nourrir d'après les principes que je viens d'exposer, et ils trouveront dans la privation de la chair et des sucs des animaux le meilleur des préservatifs contre les fièvres, la dysenterie, le cholera et les autres maladies qui accablent les Européens à leur arrivée aux Indes occidentales. Qu'on ne croie pas cependant que je veuille conseiller un trop fréquent usage des fruits acides que le sol fournit avec profusion ; quelque salutaires qu'ils puissent être, il ne serait pas moins pernicieux d'en user avec toute l'avidité que peuvent inspirer leur saveur et l'ardeur du climat : il est certain que, pris en trop grande quantité, ils dérangent les fonctions déjà languissantes de l'estomac.

La nourriture des créoles et des colons, dans les îles d'Amérique, se rapproche beaucoup aujourd'hui de celle des Indiens, qui font entrer dans la préparation de leurs alimens les épices et les aromates les plus énergiques; la poudre de kari, par exemple, y est très-usitée comme assaisonnement. Ces substances paraissent nécessaires pour solliciter l'excrétion des sucs digestifs et la contractilité des intestins, et l'on sait que les indigènes des climats chauds font pour la plupart usage du bétel. Ce masticatoire tire son nom de la feuille brûlante du *Piper betel*, mêlée avec celle du tabac; la chaux vive forme le quart du poids total de cette composition, et la noix d'arec en constitue plus de la moitié. On peut modifier cette préparation selon la différence des pays, la constitution et même le goût des habitans. D'après M. Labillardière dans sa relation du voyage à la recherche de la Pérouse, les sauvages des îles de l'Amirauté remplacent la feuille du bétel par celle du *Piper siriboa* L.; et MM. de Humboldt et Bonpland rapportent que les Péruviens des provinces de Quito et de Popayan, en Amérique, mâchent la feuille âcre de l'*Erythroxylum peruvianum*. Péron regardait le bétel comme le préservatif le plus sûr contre les dysenteries meurtrières des pays chauds (*Journ. de méd. chim. pharm.* tom. IX, pag. 57). Ainsi, tandis que, par des bains froids répétés plusieurs fois chaque jour, on chercherait à entretenir la tonicité du système cutané, que par des frictions huileuses on essaierait de modérer l'exhalation surabondante qui se fait à la surface du corps, on pourrait employer aussi quelque masticatoire, pour concentrer les sécrétions à l'intérieur du canal alimentaire, et pour prévenir les maladies et les rechutes périlleuses qui ont leur source dans une altération profonde des forces et des fonctions gastriques.

Quoique les effets du quinquina ne soient pas invariables, on ne saurait méconnaître la propriété de ce médicament contre la périodicité ou le périodisme des maladies. Sous ce rapport sur-tout, c'est un remède précieux et même indispensable dans le traitement des fièvres pernicieuses des climats chauds. Néanmoins le sulfate de quinine a encore, dans ces derniers temps, manifesté aux Antilles une action supérieure à celle même du quinquina, et l'usage de ce sel a heureusement terminé beaucoup de fièvres intermittentes, qui avaient été rebelles à l'administration de l'écorce du Pérou. Comme moyen prophylactique, le quinquina n'est souvent pas moins efficace : il est fort employé par les Anglais dans leurs établissemens de la côte d'Afrique. Je ne pense pas, par exemple, qu'on doive faire exécuter à des Européens, entre les tropiques, des travaux d'une certaine nature, comme de dessécher des marais, de construire un fort ou des bâtimens, en un mot de remuer dans ces climats une terre encore vierge, sans avoir recours à ce préservatif. Je conseillerai donc, dans ces cas, de faire prendre aux ouvriers, une ou deux fois par jour, et sur-tout le matin, une légère dose de teinture alcoolique de quinquina, étendue d'eau. J'entends dire d'avance : Mais le quinquina est une substance excitante qui ne peut que déterminer ou aggraver une phlegmasie quelconque, et notamment celle de l'estomac et des intestins. A cela je répondrai que l'exception ne détruit pas la règle ; que, dans les cas précédemment indiqués, le quinquina peut être utile pour prévenir des maladies imminentes et fatales, et que ce médicament ne devant d'ailleurs être administré que par les conseils et sous les yeux d'un médecin, c'est à lui qu'il appartiendra de saisir les contre-indications qui pourraient en interdire l'usage, et parmi lesquelles on placera sans doute les inflammations déjà existantes et celles dont on pourrait présager l'invasion.

L'inertie est en elle-même nuisible à la vigueur et à la santé de l'homme. Si la chaleur entre les tropiques invite au repos, c'est une disposition à laquelle il ne faut pas trop s'abandonner, puisqu'elle serait contraire à l'exercice de nos principales fonctions, au complément d'une bonne nutrition et au maintien de la force physique et morale. Le mouvement et l'action, essentiellement naturels aux animaux, sont toujours et par-tout nécessaires à l'homme. Un travail modéré contribue donc à entretenir la santé des Européens, même dans les climats chauds. Ces propositions sont d'une vérité incontestable : mais, en évitant un excès, il faut craindre de tomber dans un autre. Les travaux exécutés par les ordres et sous la direction de l'autorité seront toujours conduits avec assez de prudence et de ménagement pour n'être pas trop onéreux ou même nuisibles aux hommes qui y seront affectés. Il n'en est pas toujours ainsi des particuliers, qui, pressés de jouir, desirent sur-tout que leurs entreprises avancent et se terminent promptement. Sous ce rapport, les officiers commandans de terre et de mer dans les colonies doivent faire surveiller attentivement la manière dont sont traités les militaires qui se consacrent au service des particuliers, et les matelots des vaisseaux du Roi occupés au chargement ou au déchargement des navires du commerce, pour régler convenablement la somme et la durée de leur travail.

Les équipages des chaloupes et canots, dans les colonies, devraient être doubles sur chaque vaisseau, et distingués, si l'on veut, en babordais et en stribordais. Lorsque les chaloupiers et les canotiers de l'un de ces bords reviendraient de terre, ceux de l'autre bord leur succéderaient aussitôt qu'il serait nécessaire. On épargnerait ainsi à ces hommes une excessive fatigue, une longue exposition à la pluie ou au soleil, et ils n'auraient pas aussi souvent occasion de se livrer, à terre, à tous les excès de l'intempérance. Pour remplir cette dernière intention, les embarcations doivent être renvoyées immédiatement à leur bord, toutes les fois qu'elles ne seront pas indispensablement retenues à terre pour les besoins du service, et il serait infligé une punition à ceux qui passeraient la nuit hors du vaisseau. Néanmoins, différens motifs contraignant de laisser les embarcations à terre pendant plusieurs heures, il serait utile d'avoir près du débarcadère un hangar ou un abri quelconque, sous lequel les matelots pussent se mettre à couvert des intempéries, en continuant d'avoir l'œil sur leurs canots, ainsi que cela a lieu pour quelques cales du port de Brest. Ce local pourrait être disposé de manière à ce que les chaloupiers et canotiers y fissent sécher leurs habits humides. Un tel établissement me paraît de nature à mériter une attention particulière : tout invite à procurer aux marins, en Europe et dans les colonies, un refuge aussi précieux.

J'ai déjà fait sentir l'importance de prévenir les affections tristes, et d'entretenir la gaieté parmi les marins : les mauvais traitemens ne peuvent produire que des effets contraires et donner lieu aux plus fâcheux résultats. Un châtiment injuste ou trop rigoureux n'affecte pas seulement l'homme auquel il est infligé, il intéresse tous les matelots, parce que chacun d'eux est exposé à l'éprouver à son tour. C'est ainsi qu'une trop grande sévérité peut jeter tout un équipage dans la tristesse et le découragement ; source inépuisable des plus affreuses maladies. Mais la justice ne consiste pas moins à récompenser qu'à punir : le châtiment est toujours public, les récompenses doivent aussi être distribuées d'une manière ostensible. Dans l'un et l'autre cas, il faut chercher à produire un effet moral propre à réprimer les délits et à exciter en même temps l'émulation.

En procédant à la distribution des récompenses avec une sorte de cérémonial, on flatterait l'amour-propre de ceux qui en seraient l'objet, et on inspirerait en même temps aux autres le desir de mériter une pareille distinction. Toutes les fois, par exemple, qu'un marin obtient une augmentation de solde, qu'il entre parmi les gabiers, ou qu'il est fait officier-marinier, ne pourrait-on pas faire monter l'équipage sur le pont? Le capitaine lirait à haute voix les ordonnances d'après lesquelles il y a lieu à donner de l'avancement, et remettrait ensuite à ceux qui en auraient été jugés dignes, un ordre en forme, énonçant les motifs de leur promotion. Ou je me trompe fort, ou ce simple appareil ferait sur l'esprit de l'équipage une vive impression, et contribuerait plus qu'aucun autre moyen à exciter son zèle et à enflammer son courage.

Je me suis imposé la loi de ne point sortir des bornes de mon sujet dans le cours de ce Mémoire, et j'ai exclusivement considéré le marin à la mer ou à bord. En parlant de la dangereuse influence des climats chauds sur la santé des Européens, j'ai conseillé de ne leur permettre de descendre à terre, sous la zone torride, que pour les besoins les plus indispensables; j'ai même cru devoir proposer de traiter les malades sur leurs vaisseaux, excepté dans les cas où leur présence pourrait compromettre la santé du reste de l'équipage. (*Voyez* p. 68.) Je ne pouvais entrer, à ce sujet, dans plus de développemens, parce qu'il ne s'agit ici que de l'hygiène navale, et non de celle qui serait applicable aux Européens ou aux militaires qui vont s'établir ou tenir garnison dans les îles d'Amérique.

FIN.

Paris, le 24 Février 1824.

Monsieur,

Vous avez bien voulu me demander quelques renseignemens sur le fourneau ventilateur que j'avais fait établir à bord de la corvette *la Pomone*, à l'époque de mon départ de Brest. Je vais commencer par transcrire textuellement ce que j'en ai dit dans mon rapport à son Excellence le ministre de la marine, après une expérience de vingt-un mois.

« J'avais, à bord de *la Pomone*, un poêle ventilateur, » construit d'après le modèle indiqué par M. l'inspecteur » général de santé, dans sa *Médecine nautique*. Nous nous » en sommes servis avec un succès que je n'aurais jamais » espéré. Je n'hésite pas à affirmer que c'est spécialement à » l'usage qui en a été fait, que j'ai dû le bonheur de n'avoir » pas eu *un seul scorbutique* pendant la durée de ma cam» pagne; quoique la surveillance constante de mes officiers » ait aussi beaucoup contribué à cet heureux résultat. Ce » poêle renouvelait en peu de temps l'air dans les parties » inférieures, et asséchait l'entre-pont parfaitement. Je pense » qu'à bord d'un bâtiment plus grand que *la Pomone*, il » serait nécessaire d'avoir deux appareils de cette espèce. »

J'ajouterai à cet extrait, Monsieur, quelques détails sur ma campagne, qui vous feront mieux connaître encore l'importance du succès dont il est ici question.

Le 20 juin 1822, je suis parti de la Martinique pour Rio

de Janeiro, en compagnie avec la frégate *l'Astrée*, de 44 canons. Notre traversée a été de soixante-neuf jours. A cette époque la saison était peu favorable; des pluies abondantes et des vents contraires nous ont accompagnés dans le long circuit qu'il a fallu faire pour nous rendre à notre destination; la chaleur et l'humidité étaient considérables. Le fourneau a été allumé toutes les fois qu'il pleuvait; et, à mon arrivée, mon équipage était aussi bien portant qu'au moment du départ, tandis que *l'Astrée* comptait trente-cinq scorbutiques.

Après avoir séjourné quelque temps à Rio de Janeiro, nous avons relâché à Sainte-Catherine pour embarquer du bois et compléter notre eau. Cette relâche de quinze jours n'a pas été un temps de repos, par diverses raisons. Mon équipage est parti de là, très-fatigué, pour doubler le cap Horn. Cependant il ne s'est manifesté à bord aucun symptôme de scorbut, quoique nous ayons éprouvé de longues séries de mauvais temps. Cette traversée a été de quarante jours, jusqu'à Valparayso au Chili.

Au mois de juin 1823, j'ai fait route de Lima au Brésil avec les frégates *l'Amazone* et *la Clorinde*, de 60 canons. Cette traversée, au milieu de l'hiver, a été fort pénible pour nos hommes, par le froid, les mauvais temps, et à raison de la quantité de voiles que j'étais obligé de porter pour suivre mon amiral. Cependant, après cinquante-sept jours de mer, je suis arrivé à Sainte-Catherine (au Brésil) sans malades. Les frégates, au contraire, avaient chacune au-delà de soixante scorbutiques.

Enfin, pendant ma dernière traversée, du Brésil en France, qui a duré soixante-sept jours, nous n'avons éprouvé aucune des maladies qu'on aurait pu redouter après un aussi long séjour à la mer.

Les bâtimens avec lesquels j'ai navigué, dans le cours de cette campagne, étaient assurément aussi bien tenus que *la Pomone*; leurs équipages, également bien composés, étaient mieux logés et fatiguaient moins que le mien, à cause de la plus grande dimension des frégates et de l'infériorité de notre marche. Je ne pus donc attribuer la différence de nos résultats sanitaires qu'à l'usage constant du ventilateur que *la Pomone* seule possédait.

De tels faits me paraissent répondre victorieusement aux objections que vous avez bien voulu me communiquer.

On se plaint, dites-vous, de ce que la longueur des tuyaux aspirateurs n'est pas suffisante. Je ne suis point de cet avis : les miens s'étaient trouvés fort endommagés à la fin de la campagne; ce qui ne m'a pas empêché d'allumer le ventilateur et de renouveler l'air de la cale, sans adapter de tuyaux.

La douille doit nécessairement dépasser le pont supérieur. Elle était installée de la sorte à bord de *la Pomone*.

On dit encore que l'appareil ne peut être placé par-tout, sans percer les ponts: il suffit de le placer au-dessus des écoutilles de la cale, au moyen d'un panneau plein qui peut être percé sans inconvénient. Je ne comprends pas la nécessité de l'établir ailleurs.

L'aspiration des tuyaux peut être moins forte; elle dépend de plusieurs causes connues, et il est toujours possible de l'augmenter en augmentant l'intensité du feu. Il suffit qu'elle existe pour assurer le succès de l'opération. Moins elle sera forte, et plus il faudra de temps pour renouveler l'air de la cale; voilà le seul inconvénient que j'y trouve.

Je m'estimerai heureux, Monsieur, que ces détails puissent contribuer à généraliser dans la marine l'usage d'un appareil que vous nous avez indiqué, et qui me paraît, sous tous les rapports, remplir le but que vous vous êtes proposé dans vos recherches. J'aime à croire que l'expérience justifiera l'essai que j'en ai fait, et que mes camarades partageront avec moi la reconnaissance que méritent, à tous égards, vos soins constans et votre sollicitude éclairée.

Veuillez, Monsieur, agréer l'assurance de mon bien sincère attachement, et de la haute considération avec laquelle j'ai l'honneur d'être

Votre très-humble et très-obéissant serviteur,

FLEURIAU.

EXPLICATION DE LA PLANCHE.

A. *Le Ballon.* Il a dix pouces de diamètre; sa capacité est par conséquent de cinq mille trois cent quatre-vingts pouces cubes.

B. *La Douille.* Elle a six pieds de long; son ouverture supérieure a trois pouces : à l'endroit où elle communique avec le ballon, elle en a quatre et demi.

CC. *Les Tuyaux aspirateurs.* Leur diamètre a deux pouces et demi, à l'endroit où ils sortent du ballon; et il augmente en raison de leur longueur, jusqu'à huit ou dix pouces. Leur longueur se règle selon la profondeur du lieu dont on veut aspirer l'air.

D. *Le Fourneau.* Il enveloppe le ballon et une partie des tuyaux aspirateurs, de manière qu'il reste un intervalle de dix pouces entre lui et la grille.

a b. *La Porte du Foyer.*

c. *Le Cendrier.*

d. *Ouverture du Cendrier.*

e. *Le Conduit par où sort la fumée.*

Le ballon et la portion des tuyaux renfermée dans le fourneau (elle est de vingt pouces) doivent être faits en cuivre laminé et fort; il faut les enduire d'un lut préparé avec de la terre à four.

Les ajutages des tuyaux aspirateurs sont d'un cuir fort, soutenus par un fil d'archal et fixés au moyen de vis. Ils pourraient être recouverts d'une toile goudronnée; la toile imperméable vernissée serait peut-être encore plus propre à les garantir des rats. Si l'appareil était établi à demeure dans la cuisine, on aurait d'autant moins à craindre de faire les tuyaux aspirateurs en métal jusque dans l'entre-pont, que le feu ne communique pas avec le ballon. Le fourneau est en tôle et garni en dedans d'un lut de terre à four et de sang.

FIGURE DU FOURNEAU VENTILATEUR.

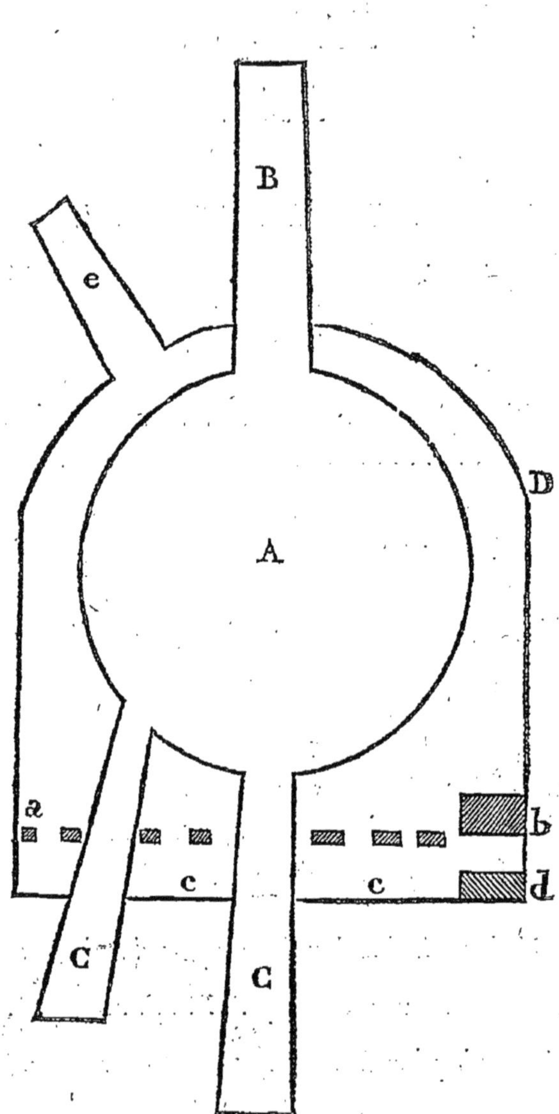

TABLE.

Lettre à son Excellence le Ministre de la marine et des colonies . . . . pag. v.

SECTION I.re

Des dispositions propres à maintenir la salubrité sur les vaisseaux . . . . 2.

SECTION II.

De l'état physique et moral de l'homme à la mer . . . . 34.

SECTION III.

De la santé des marins dans leur navigation près des côtes et dans les relâches . . . . 68.

Lettre de M. le capitaine de vaisseau Fleuriau à l'Auteur. 110.

Figure du fourneau ventilateur . . . . 115.

Explication de la planche . . . . 114.

www.ingramcontent.com/pod-product-compliance
Ingram Content Group UK Ltd.
Pitfield, Milton Keynes, MK11 3LW, UK
UKHW022115190726
13855UKWH00003B/863

9 782013 092654